老化は「治る」

健康寿命を延ばす実践的アンチエイジング論

武本重毅

ワニブックス
|PLUS|新書

はじめに

みなさんは、こんな経験がないでしょうか。

心身に不調や痛みを覚えて医療機関を受診したところ、

「老化だからしかたがないですね」

「もう、いい歳なんだから、その程度のことは起こってくる」

と医師からいわれてしまったこと。

そう告げられたとき、「そうか、老化ならしかたがないか」と誰が素直に受け入れられるでしょうか。不調や痛みを抱えて生活を送るのは大変なことです。健全な日常を過ごせなくなります。外出を控えることも増え、ＱＯＬ（生活の質）も低下してしまうでしょう。

それでも、「医師がそういうのならば、しかたがない」と治療をやめてしまった人もいるかもしれません。

しかし、老化は「治る」時代に、すでに入っています。老化からくる不調や痛みは、治す方法が存在します。本書は、老化現象に悩む人たちへ捧げる一冊です。

この10年間で、老化に関する研究は飛躍的に進んでいます。米国国立医学図書館が提供するオンラインデータベースで検索すると、目を通すことさえ追いつかないほどの研究論文が、世界に向けて発表されていることがわかります。今や老化は、戻すことのできない不可逆現象、あるいは、あきらめなければいけない状態ではなくなっています。

しかも、従来の医学的治療法にない、まったく新しい介入をしていくことで、若返ることも夢ではないのです。

そんな「老化を治し、若返っていく」治療を、私は熊本県熊本市にあるクリニックで行っています。加齢による身体や肌の老化現象を遅らせたり防いだりするための取り組みや方法を「アンチエイジング」と呼びます。私は、アンチエイジングの考えを毎日の治療にとり入れた「アンチエイジング3本の矢®」（２０２４年1月に商標登録しました。以降®は省きます）を実施しています。

その「アンチエイジング3本の矢」とは、次の通りです。

〈1本目の矢〉 NMNサプリメント
〈2本目の矢〉 水素ガス吸入療法
〈3本目の矢〉 5-ALA（ファイブアラ）サプリメント

本書では、老化の改善に効果の高いこの3つの方法を一つひとつ紹介していきます。これらには共通点があります。それは、細胞レベルから老化を防ぎ、若返りを図ることができる点です。

この「アンチエイジング3本の矢」にたどり着くまで、私は数多くの論文を読み、アンチエイジングについて学びました。今年（2024年）は日本抗加齢医学会の試験を受けて日本抗加齢医学会専門医にもなりました。現在63歳。久しぶりに受験勉強に精を出しました。

そこまでして、アンチエイジング医療を患者さんに提供したいのは、

「老化は治らない」

といわれ、人生の貴重な時間をつらい思いをしながら過ごしている人の助けになりた

いからです。

実際、この1年で、「老化を治したい」「若返りたい」という患者さんが私たちのクリニックに多く来院されています。「アンチエイジング3本の矢」を受ける人も、右肩上がりに増えています。患者さんの声が、新たな患者さんを引き寄せてくれているのです。


これまでの医療では、病気を健診（健康であるかどうかを確認する）あるいは検診（がん等特定の病気を調べる）で見つけることが主流でした。しかし、検診で病気を早期発見しても、それは、「病気を予防する」ことにはなりません。発見された時点で、すでに病気は発生しているからです。それにもかかわらず、健診で何も見つからなかったと安心し、好きなものを食べて飲んで過ごす人も多いのではないでしょうか。

また、薬を服用して血圧や血糖、コレステロール、中性脂肪の値を下げる、という対症療法を受けている人も大勢います。人の身体そのものではなく、検査の数値ばかりを見て、薬の力で正常値まで下げるのが現代の医療の定番です。

しかし、アンチエイジング医療ならば、もっと根本的に自分自身の身体を細胞レベルから健康な状態へつくり直していくことも可能です。

今や人生100年時代、そしてすぐに人生120年の時代が訪れます。

だからこそ、気休めのための人間ドックや対症療法のための通院、終わりの見えない定期薬の内服を続けることの意味について、本書を読みながら考えてみてください。

実際、「アンチエイジング3本の矢」を実施することで、薬を減らした人は大勢います。健康寿命は、自分自身の取り組みで延ばすことができるのです。

人生、自分が決めたら、その瞬間から再び「青春」を生きることができます。そのためには、心と身体が若々しくなければなりません。

それを実現する方法はあります。今後、ますます進んでいく日本の超高齢社会において、アンチエイジングは医療の最大のテーマになるでしょう。正しい知識を持ち、ご自身の若返りのために必要な医療を自ら選択していく。人生120年を明るく笑って生きるには、心も身体もそして脳も、若々しく保ち続けることが不可欠なのです。

第3章　アンチエイジング第2の矢「水素ガス吸入療法」〜細胞レベルから若返る〜……85

第1章

「老化」は治療できる

老衰死が死因の第3位に

現在、日本人の死因の第3位は、老衰です。

老衰とは、加齢が原因で徐々に心身機能が老化していくこと。

老衰死とは、老衰によって死を迎えることで、「寿命をまっとうした」「自然死」ともいわれます。


昔も、老衰は日本で多く見られた死因の一つでした。

私の祖父は、九州帝国大学の医学部を卒業後、東京で軍医をしていました。戦後は鹿児島にもどり、地域に密着した医師となり、聴診器の入ったカバンを抱えて、患者さんのもとに駆けつける日々。そうした医療体制の中では、特別な死因が見つからない限り、高齢者の死は「老衰」と診断されました。家族とかかりつけ医に看取られながら自宅で亡くなっていくのが、当たり前だったのです。

しかし、医療が発達していく中で、死因に病名をつけることが求められるようになり

「老衰」による死亡が死因第3位に

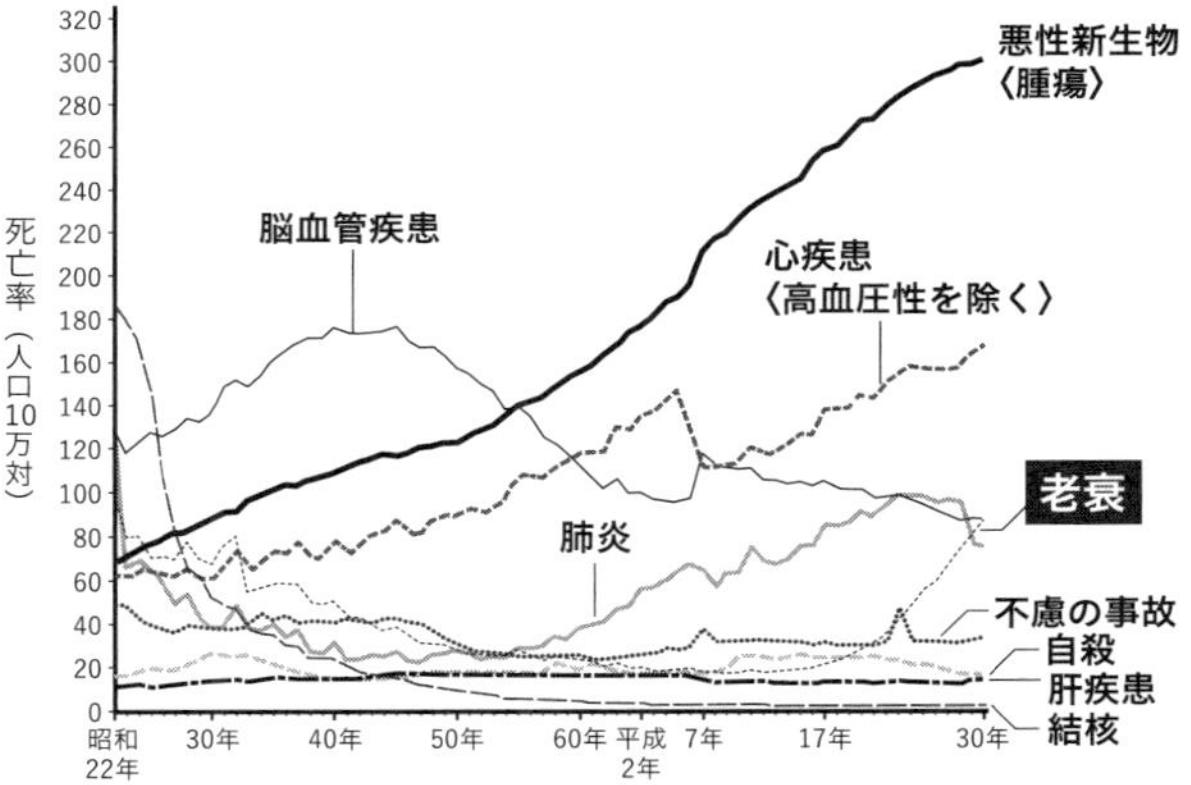

出典：2018年人口動態統計月報年計［概数］

ました。私が医師になった1990年代には、死因が「心不全」でもダメ。「何の心臓の病気で亡くなったのか、死亡診断書に死因をはっきりと記しなさい」と指導されました。

これによって、「老衰」と診断される人がほとんどいなくなりました。

ところが、社会の超高齢化が急速に進み、状況が再び変わってきています。がんで亡くなる方が右肩上がりに増える一方で、肺炎も増加しました。がんから肺炎になる方もいますし、呼吸器が弱くなり、また誤嚥《ごえん》などが起こって肺炎になる方もいます。これによって肺炎が、がんと心疾患に続く3番目の死因になりました。肺炎で呼吸ができなくなれば、気管挿管をして人工呼吸器につなげます。超高齢者に対しても、同じ処置をします。心停止をすれば、心臓マッサージも行います。超高齢者の身体には、これらの処置は大変な負担です。

しかし、どんな治療を行っても、結局は死が訪れます。

そのことに、多くの医師が向き合い、「看取り」ということを真剣に考えるようになっていきました。

そして、最後まで徹底した治療を行うよりも、「自然な死を受け入れよう」という流れが生まれました。これによって「老衰」が死因として認められるようになったのです。

その結果、現在、老衰が肺炎を抜いて死因の第3位になっています（第4位は脳血管疾患、第5位が肺炎）。

２０１４年、老衰死は7万５０００人を超えました。統計を取り始めて以降では、過去最高になったのです。

臓器別に現れる「老化のサイン」

まず老化が起こり、やがて老衰に移っていくわけですが、「老化」と一言でいっても、現れ方は人それぞれです。

たとえば、脳の老化で起こってくるのが、認知機能障害です。

認知機能障害で最も多くの人が日常的に感じるのが物忘れ。「あの人の名前、何だったかな?」「昨日の夕飯は何食べた?」と思い出せなくなるのが、物忘れです。判断力や集中力の低下、言語障害、道に迷うことなども、認知機能障害の一つに入ります。

一方、脳の老化は、認知症も引き起こします。認知症は、脳細胞の死滅や機能の低下によって起こる病的な状態で、進行していく脳疾患です。

さらに、寝たきりになると、一日中ウトウトするといった傾眠という症状が起こります。これは、体内時計の故障によって生じるとされています。体内時計とは、24時間周期のリズムを保つために生体に備わったメカニズムで、睡眠やホルモンの分泌、体温調整などをコントロールしています。このメカニズムが狂ってしまうと、一日中ウトウトしたり、昼夜逆転の現象が起こったり、夜中に眠れなくなったりという症状が現れます。

口や喉の老化も重大です。きちんと飲み込めなくなる、飲み込んだものが肺に入ってしまう、というのは、生物として「生命を維持できない状態」です。また、筋力が低下すれば、思うように歩けなくなりますし、転倒のリスクも高くなります。

なお、私は血液の病気を専門としています。血液中の赤血球や白血球、血小板にはそれぞれ役割がありますが、これらの細胞は老化とともに数が減っていきます。

このように、老化による衰えは、通常、加齢とともに身体のあらゆる場所で起こってきます。その老化のサインは以下の通りです。

●脳の老化　→　認知機能障害、認知症、傾眠（体内時計の故障）
●口・喉（咀嚼《そしゃく》・嚥下《えんげ》）の老化　→　誤嚥、誤嚥性肺炎、嚥下障害
●消化管（消化吸収）の老化　→　嘔吐、便秘・下痢、体重減少
●筋力の老化　→　歩行障害（車イス使用）や転倒

●骨の老化　　　　↓　骨折
●皮膚の老化　　　↓　褥瘡《じょくそう》、皮疹、皮膚乾燥
●血液細胞の老化　↓　貧血、感染症（免疫力低下）、出血傾向

ご自身の身体の状態と見比べていかがでしょうか。50歳を過ぎた頃から、これらのサインは日常生活でよく見られる症状となっていきます。

80歳以上が「老衰死」とされる！

老化の行く末が自然死といわれる老衰死だとすると、では、何歳以降の死を「老衰死」と診断するのが最適なのでしょうか。

日本老年医学会に所属する５４００人の医師を対象に行われたアンケートがあります。回答したのは、そのうちの１７００人余りです。

結果は、私自身、かなりショッキングなものでした。

「『老衰死』とする年齢はいくつからか？」という質問に対する回答は、以下の通りです。

- 80歳以上　30パーセント
- 85歳以上　30パーセント
- 90歳以上　32パーセント

どうでしょうか。医師の30パーセントが、80歳以降の人の死を「老衰死」と診断すると答えているのです。そして、85歳以上になると、80歳以上と答えた人と合わせて、60パーセントもの医師が「老衰死」と見なすとしています。

おそらく、若い医師を中心にそう答えたのだろうと予測できます。とはいえ、現在、63歳の私からすると、まだまだ現役で、最新の医学を勉強しながら臨床医として働き続けるつもりでいるのに、「こんなことをいわれたら、たまらないな」と感じる結果でした。

そして、このアンケートに答えたうちの57パーセントの医師が、今後も老衰死が増えていくだろうと答えています。

さらには、７割近くの医師が、老衰に当たる患者さんに対して、医療を差し控えた、あるいは撤退したという経験がある、と回答しています。

ウイルス性の白血病の研究から気づきを得る

現在、老化の研究が世界中で行われていますが、そのきっかけとなった一つが、２００４年、イタリアのトスカーナで行われた学会でした。

その頃、私は、高知大学の大学病院で働いていました。

１９８９年に熊本大学の医学部を卒業後、アメリカに留学して医学の研鑽《けんさん》を積み、帰国後は各地を転々としながら専門分野の研究を行っていました。そして２００４年当時は高知県にいました。

では、何を研究していたのか、といえば、成人T細胞白血病です。

成人T細胞白血病とは、ウイルスが原因で起こる血液のがんで、九州や沖縄にとくに多い病気です。現在、日本には65・８万人ものキャリア（ウイルスに感染しているが、症状が現れていない状態の人）がいると推測されています。大変な難病で、「医師として何とかしなければならない」という必死の思いで研究に情熱を注いできました。

ただ、医療研究者としての私は異端でした。多くの研究者は、試験管の中でウイルスを増やし、そのウイルスを使ってがん遺伝子の研究などを行っています。一方の私は、患者さんから直接血液やリンパ液を採取し、それをそのまま解析して、真実に迫ろうとしていました。

また、成人T細胞白血病は血液のがんでありながら、ときに骨腫瘍《こつしゅよう》をつくって発症するタイプがあります。この新しいタイプの成人T細胞白血病を発見したのが私でした。

このように、既存の概念にとらわれずに研究を続けていく中で、私はある重大なことに気づきました。

成人T細胞白血病の患者さんは、ウイルス感染したことで細胞が老化し、それによって治療が効きにくくなっているのではないか、ということです。

私はこのアイデアを1つのポスターに表しました。そして、雑誌『Ｃｅｌｌ（セル）』

に送りました。
『Ｃｅｌｌ』は、『Ｎａｔｕｒｅ（ネイチャー）』『Ｓｃｉｅｎｃｅ（サイエンス）』に並ぶ、世界的に最も有名な雑誌の一つです。ここに論文が掲載されたならば、「教授の席が約束される」といわれるほどの超一流雑誌です。この雑誌が、「老化と病気」というワークショップをトスカーナで開くというので、自作のポスターを送ってみたのです。すると、嬉しいことにワークショップに招待されました。

このワークショップは『Ｃｅｌｌ』が初めて行った学会で、世界各地から約１００人もの研究者が集まりました。トスカーナは、「万能の人」と称されるレオナルド・ダ・ヴィンチの故郷。医学の発展の礎《いしずえ》を築いた偉人の故郷で行われる学会に参加できる喜びは格別でした。

会議場は山の頂にあり、周りは一面のブドウ畑。私は、ブドウ農家に宿泊し、１週間、山の頂の会議場に通いました。

そのワークショップに参加していたのが、世界中のエイジングケア（老化対策）の研究者たちだったのです。彼らは、「老化を何とかしよう」と志す熱意ある研究者たちでした。

「老化にかかわる12の特徴」

このトスカーナでのワークショップを起因に、世界中で老化の研究がいっきに加速しました。そして、２０１３年、「老化に関わる9の特徴」が紹介されました。

さらに10年後の２０２３年、そこに３つが追加され、「老化に関わる12の特徴」が発表されました。それが以下の通りです。

1 ゲノム不安定性

※ゲノムとは「生物の全遺伝情報」。人間は、がん遺伝子などさまざまな病気の遺伝子を持っています。ゲノムの不安定性が起こると、がん遺伝子などの発現させたくない遺伝子が目覚め、それによって病気や老化が起こってきます。

2　テロメア短縮

※テロメアとは「染色体末端の保護構造」。染色体は生物の遺伝情報を保存し、次世代に伝えるための重要な構造体で、その末端はテロメアで守られています。テロメアは「細胞分裂の回数券」と知られていて、細胞分裂のたびに短くなり、短縮し過ぎると染色体は正常に分裂できなくなって、最終的に老化や細胞死に至ります。

3　エピジェネティックな変化

※エピジェネティクスとは「遺伝子の発現を調節する後天的な機構」。環境や生活習慣、経験などの影響を受けて、遺伝子の発現が変化することを指します。病気や老化の遺伝子を発現させないようコントロールされていたものが、加齢とともに発現してくるのも、エピジェネティックな変化によるものです。

4　タンパク質恒常性喪失

※タンパク質恒常性喪失とは、細胞内のタンパク質の正常な維持機構が崩壊することで

す。通常、細胞の中や細胞間では、タンパク質が情報伝達など多くの重要な働きを担っています。この働きが適切に制御できなくなると、細胞の働きと質が低下し、老化と病気が起こってきます。

5　オートファジーの無効化

※オートファジーとは、細胞内の自己分解システムのこと。細胞は日々多くの重要な働きをしている一方で、不要になったり損傷したりする成分や細胞が出てきます。それらを分解し、再利用するシステムのことで、簡単に一言でいうと「細胞のリサイクル」です。このシステムが停止してしまうと、細胞内や細胞間がゴミだらけになって、細胞は正常に働けなくなり、老化が起こってきます。

6　栄養感知の制御不能

※栄養感知とは、細胞や組織が、栄養素の有無や不足の度合いを感知し、それに応じて適切に応答する能力のこと。これが失われることが栄養感知の制御不能という状態で

す。たとえば、「甘いものを食べたい」「ジュースを飲みたい」と感じたら、それが身体に悪いとわかっていても衝動を抑えられず、口に入れてしまう状態。このことも老化を引き起こす原因となります。

7　ミトコンドリア機能不全

※ミトコンドリアとは一言でいうと「エネルギー産生工場」。一つの細胞内には数百から数千ものミトコンドリアが存在していて、心身の健康維持に使われる大量のエネルギーを産生しています。そのミトコンドリアが機能不全を起こすと、炎症が広がり、老化や病気を引き起こすことになります。

8　細胞の老化

※一つの細胞が老化すると、その細胞が属する組織も老化していきます。体の老化は一つの細胞の老化からどんどん身体中に広がっていきます。それによって老化が進んでいきます。

9　幹細胞の枯渇

※幹細胞とは一言でいうと「未分化の多能細胞」です。人間の細胞は、日々、常に新しく入れ替わっています。そのさまざまな細胞のもとになっているのが幹細胞です。幹細胞が健康な細胞を補充してくれていると、私たちは健康であり続けられますが、幹細胞が枯渇すると健康な細胞がつくれなくなり、老化や病気が起こってきます。

10　細胞間コミュニケーションの変化

※私たちの細胞は、「ホルモン」「サイトカイン」「エクソソーム」などの情報伝達物質を使って、たえずコミュニケーションを図っています。これらの情報伝達物質が正確に働かなくなると、細胞間のコミュニケーションに変化が起こり、老化や病気が招かれます。

11　慢性炎症

※炎症が身体に悪いことは以前から知られていました。近年、一つの細胞に炎症が起こ

ると、周りの細胞に炎症が広がっていくことがわかってきました。慢性炎症とは、体内に炎症が拡大し、老化や病気、そして痛みが現れている状態を指します。

12　腸内細菌叢《ちょうないさいきんそう》の異常

※人の心身の健康は腸内細菌叢が関与していることがわかっています。そのうえ、腸内細菌叢の異常は、脳にも悪影響を与えます。たとえば、アルツハイマー型認知症やパーキンソン病などの病気は、脳に異常なタンパク質が蓄積して起こってきますが、そのタンパク質が生成されている場所が、実は腸内であることがわかってきました。腸内でできたものが神経から伝わっていき、脳で悪さをしていたのです。実際、パーキンソン病を発症する人は、約20年前を振り返ると、最初の症状として便秘をしていると報告されています。

以上の12の事柄が、人体に老化を起こす原因となっています。
いいかえれば、これらを正していくことができれば、老化の改善が可能になります。

「老化に関わる12の特徴」が提示されたことで、「老化は治療できる」と全世界に伝えられたのです。

なお、「老化に関わる12の特徴」は、一つひとつ起こるわけではなく、いくつもの要素がかかわり合いながら、同時に進んでいきます。よって、何か一つだけを改善すれば老化が防げるわけではなく、すべてを同時に改善させていくことが重要になります。

「老化」「老衰」は病気か否か

「老化は治療できる」。現在、この考え方が世界の医療界にパラダイムシフト（大転換）を引き起こしています。

ところが一方で、「老化は自然現象で不可逆的なもの」という考え方も未だに根強くあります。

2022年、病気の診断に使われる世界保健機関（WHO）の国際疾病分類が、約30

年ぶりに改訂されました。ここでは「老化」が病気の一つに追加される予定でした。アンチエイジング（抗老化）を研究する専門家たちは、私も含め、そのことを大いに期待しました。WHOが老化を病気と認めれば、「老化は可逆的で治療できるもの」としてアンチエイジングの研究と発展がさらに加速すると考えられたからです。

ところが、老化は病気とは認められませんでした。「老化を病名にすると、それが不適切に使用される危険性が高い」「老化を正当な診断名にするのは間違っている」という意見が思いのほか強かったのです。

しかしこの決定は、老化の進行を遅らせるための治療を、世界中の人が受ける機会を制限することになったのではないか、とも見られています。

実際、日本の医療界を見ても、「老化は自然現象で不可逆的なもの」であり、「80歳を過ぎたら老衰死は自然なこと」という考え方が広がっています。老化も老衰も時間の流れとともに起こる不可逆的なことで、「どうしようもないこと」という考えです。

80歳を超えた人が死を迎えると「老衰死」とされ、医療介入が控えられるようになってきていることは、前述しました。もちろん、積極的な医療介入がされるかどうかは、本人や家族が決定することが第一だと私は考えます。

ここで伝えたいのは、それよりずっと前の段階のことです。

死を迎えるまで、いかに元気に若々しく自立して暮らすことができるか。これは、全人類の願いであるはずです。ところが現実には、50歳以降の人が不調を抱えて医療機関を受診すると、

「老化だからしかたがない」

といわれることがあまりに多い。しかし、そのつらい症状は、「老化」という理由で治療をあきらめなければいけないものなのでしょうか。

80歳、90歳、100歳になっても、元気な人は大勢います。ただ、大半の人は、どこかに痛みや不調を抱えている。そのことに向き合わずに、「老化だから」という一言ですませてしまうことには違和感を覚えます。

なぜなら、私はそうした「老化」を今日も治療しているからです。

老化は治療と予防ができる！

世界ではもう一つ、老化について注目すべきことが起きました。

デビッド・A・シンクレア氏が『ＬＩＦＥＳＰＡＮ（ライフスパン）　老いなき世界』（東洋経済新報社）を出版すると、世界的な大ベストセラーになったのです。

シンクレア氏は、世界的に有名な科学者で、２０１４年には『ＴＩＭＥ（タイム）』誌による「世界で最も影響力のある１００人」に選出されています。ハーバード大学医学大学院で遺伝学の教授を務める「エイジング（老化）」の世界的権威です。

その研究を一般の人にもわかりやすい読み物として紹介したのが『ライフスパン』。私もこの本の素晴らしさに魅了され、今も寝る前にオーディオブックで聴いているほどです。

現在、老化について研究者が語るとき、必ず口にする名称に「長寿遺伝子」があります。この長寿遺伝子研究の第一人者がシンクレア氏です。

長寿遺伝子とは、老化や寿命に重要な役割を果たしている遺伝子のことです。シンクレア氏は、酵母の細胞レベルから長寿遺伝子の存在を明らかにし、細菌から哺乳類、そして人間にまで応用研究を行っています。

その研究を通し、シンクレア氏は「老化は疾患である」とはっきりと位置づけました。老化を病気と認めれば、老化との闘いに挑み、勝利することが可能になります。その勝利を手にする方法こそが、「長寿遺伝子を今すぐ目覚めさせ、働かせること」だとシンクレア氏は語っています。長寿遺伝子については、のちほど詳しくお話しします。

ところが、シンクレア氏が研究者仲間に「老化は疾患である」という話をすると、「何をおろかなことを語っているんだ」と未だにいわれてしまうそうです。

日本の医療界は、さらに閉鎖的です。私も「老化は疾患である」と主張していますが、完全に無視されています。日本の医療界では、依然として「老化は疾患である」と声高に唱えることが難しい状況です。多くの医師が「老化は不可逆的な現象であり、しかたがないもので、医療介入は不可能」と思い込んでいるからです。

私はここにパラダイムシフトを起こしたい。

なぜなら、「老化は疾患である」と認めたときから、老化に対して医療介入できるようになり、それによって救われる患者さんが大勢いるからです。

映画『ベンジャミン・バトン』が現実になる？

多くの人は「人生80年」と思っているかもしれません。

しかし、日本の百寿者はすでに９万２０００人を超えています。老人福祉法が制定された１９６３年には全国で１５３人だった百寿者が、わずか60年後に９万２０００人を超えたのです。

しかも、１００歳で現役を貫き、仕事を続けている人も大勢います。私の患者さんにも、歩いて来院される１０１歳の女性がいます。

ただ、これに驚いていてはいけません。現在の医学をもってすれば、人間は、生物学的に１２０歳まで生きる能力があり、そこに医療介入をしていけば、１５０歳も不可能ではないと考えられているのです。

そのためには、年齢的寿命（ライフスパン）だけでなく、健康寿命（ヘルススパン）を延ばすことが重要になってきます。

その第一歩となるのが、老化に対する考え方を以下のように改めることです。


「加齢とは、暦年齢の変化であり、誰でも同じスピードで進んでいくものである。

一方の老化とは、身体や精神の働きの低下のことで、『可逆的な現象』のこと。

つまり、老化とは治療や予防の方法がある『病気』と捉えることが可能だ。

今日から、老化の治療と予防を行っていけば、人は身体的にも精神的にも若返っていくことができる。

今この瞬間から、私たちが注目すべきは『生物学的年齢』。

暦年齢は変えられないが、生物学的年齢は自分次第で変えることができる」


ぜひ、読者のみなさんには、この考え方を持って生物学的年齢を自分次第で変えていってほしいと願っています。

この老化の考え方を見事に表現している映画があります。多才なハリウッドスターであるブラッド・ピット主演の『ベンジャミン・バトン　数奇な人生』（２００８年）です。ストーリーは、第一次世界大戦終結の日、１９１８年から始まります。老人の姿で誕生したベンジャミンが、時間とともに若返っていくという特異な運命を、さまざまな人との出会いや別れ、そして愛を通じて描いた話題作で、私が最も好きな映画の一つです。

この映画のように、「若返り」はこれまでファンタジーのように語られてきました。しかし、現代のアンチエイジング医療をもってすれば、不可能ではなくなっています。

もちろん、ベンジャミンのように、老人から青年、そして少年、赤ん坊へと戻っていくことはできません。それでも、心と身体をまるで青年期のように若々しく保つことは、現代の医療をもってすれば可能になってきているのです。

アメリカではすでにアンチエイジングの医療が進んでいて、ベンジャミン・バトン現

「長寿」と「美容」獲得メソッド

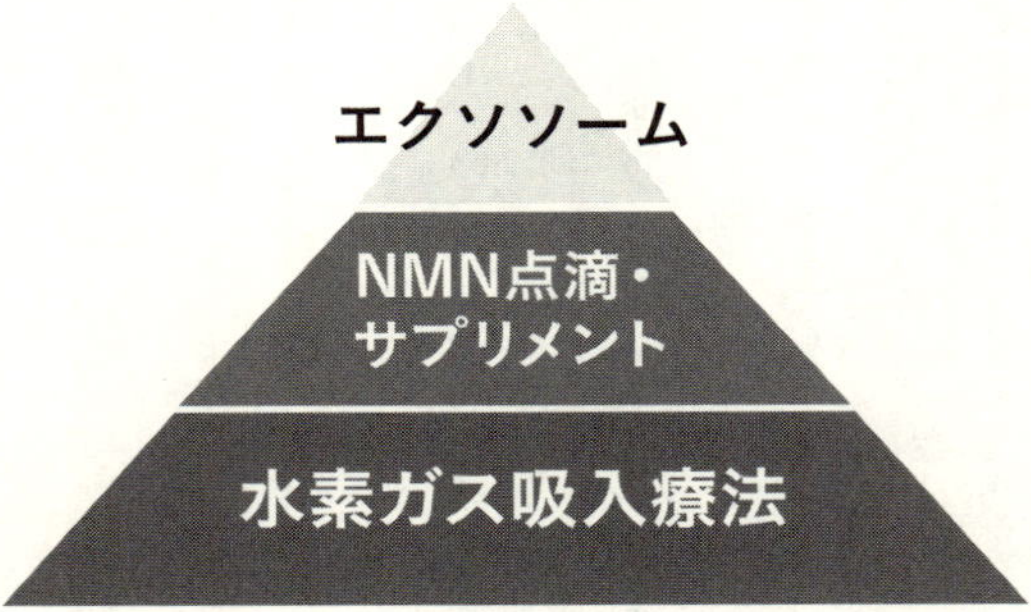
エクソソーム
NMN点滴・
サプリメント
水素ガス吸入療法

象を起こす人が多く現れています。また、学会で「若返り」が演題になると、あふれんばかりの聴衆が集まるそうです。アンチエイジング医療によって、人は老化を止めるだけでなく、時間をまるで逆戻りさせるように、若返っていけると考えられているからです。

実際、私は現在63歳ですが、自らが提唱する「アンチエイジング3本の矢」の実践によって、日に日に若返っていくことを感じています。ベンジャミン・バトン現象を実感している人間の一人だと自負しています。

とくに実感しているのは、脳の働きです。63歳にしてアンチエイジングに関して学びたい意欲はとどまるところを知らず、今、人生で最も勉強しています。記憶力も集中力も自分で驚くほど高く保たれており、アンチエイジング医療に関する論文を読み、自らの研究と治療に活かしています。

だからこそ、私は断言できます。老化は予防できますし、治すことも可能になってきているのです。その研究の成果をまとめたのが「アンチエイジング３本の矢」であり、患者さんの診療と老化の治療に活用しています。

そこで次章からは、この３本の矢について一つひとつお話ししていくことにしましょう。

ただ、一つお断りしておくことがあります。

前ページのピラミッド型の図は、私たちがアンチエイジング治療に取り組み始めたばかりの頃に掲げていたアイデアです。その後、私は日本抗加齢医学会に入会しましたが、「エクソソーム」ならびに「ＮＭＮ点滴治療」は推奨されていないようでした。

そこでこの本では、加齢にともない不足する根本的な栄養素を補い、老化にともない発生する悪玉活性酸素を取り除くという、「ＮＭＮサプリメント」「水素ガス吸入療法」「５-ＡＬＡ（ファイブアラ）サプリメント」を中心に説明します。

第2章

アンチエイジング第1の矢「NMNサプリメント」

～健康寿命を延ばす～

パンデミックと老化の関係

私は医師になって以降、ウイルス感染が原因で起こる血液のがん「成人T細胞白血病」の治療と研究に情熱を注いできました。

その研究から細胞の老化に興味を持つようになり、現在は老化の治療と研究を熱心に行うようになっていることは、第1章でお話しした通りです。

一方で、感染症やパンデミック（世界的大流行）も研究の対象としてきました。

理由は、成人T細胞白血病がウイルス感染で起こる血液のがんであることが一つ。もう一つは、WHOの世界天然痘根絶対策本部長として天然痘の根絶に尽力した蟻《あり》田《た》功《いさお》先生が上司だったことがあります。

私は、高知大学医学部附属病院から、2005年に国立病院機構熊本医療センターへ移りました。そこにいらっしゃったのが、蟻田先生です。

蟻田先生は、天然痘の根絶を目指し、アフリカの人々のもとにまで赴き、ワクチンを打ち続けました。ゲリラが跋扈《ばっこ》するソマリアの紛争地に入っていき、殺されそうになったこともあったとも話されていました。

そうして、最後の最後、天然痘の患者が一人もいないと確かめられるまで、患者を探し回りました。最終的には、賞金までかけたそうです。賞金目当ての虚偽の連絡も入る中、「本当に天然痘かどうか」を自分の目で確かめるため、その場へ出向きました。

そうやって、すべてを一つひとつご自身で確認され、１９８０年の天然痘根絶宣言に至ったのです。ちなみに、人類が根絶できた感染症は、今のところ天然痘のみです。

その後、蟻田先生は生まれ故郷の熊本に戻り、１９８５年に現在の国立病院機構熊本医療センターの院長に就任されました。

蟻田先生からは、多くのことを学びました。天然痘などの感染症やパンデミックの恐ろしさについて勉強するきっかけもいただきました。

天然痘はかつて、兵器として使われた歴史もあります。16世紀、スペインがインカ帝国を征服し、南アメリカ大陸を植民地化したことはご存じの通りですが、南アメリカ大陸に天然痘を持ち込んだのもスペインです。戦争では、中世ヨーロッパで猛威をふるったペスト（黒死病）のように感染して死んだ人の遺体を城内に投げ込んだかどうかは定かではありませんが、インカ帝国の原住民の勢いを確実に削いだことでしょう。

そんな生物化学兵器によるテロが、現代の世でも起こりかねないことを蟻田先生はずっと心配されていました。雑誌『公衆衛生』に投稿した「天然痘テロは起こるか？」では、先生との共著にしていただきました。

現在、世界中のほとんどの人が天然痘に対する免疫を持っていません。そのため、もしも天然痘ウイルスが生物化学兵器としてばらまかれた場合、甚大な被害が出ることはまぬがれません。現実にそんなことが起こる可能性は低いとはいえ、最近の国際情勢を考えると完全に否定することもできないでしょう。実際、そのような危険が懸念された状況があったことは私の耳にも入ってきています。

このように、現在の国際医学事情において、天然痘患者ゼロ、そして副作用の多かった天然痘ワクチンの廃止という時代が永遠に続くとは、楽観できないという見方が出てきているのも事実です。

そして、私たちは現実に、パンデミックに遭遇しました。

2020年に始まった新型コロナウイルス感染症（COVID-19）によるパンデミック。世界中で大勢の人が亡くなり、今もなお、ウイルスは病原性を弱めながら流行しています。後遺症に苦しんでいる方々も決して少なくはありません。

では、新型コロナウイルス感染症で重症化のリスクが高かったのは、誰だったのでしょうか。次の基礎疾患を持っている人たちでした。

●慢性閉塞性肺疾患（COPD）
●慢性腎臓病
●糖尿病
●高血圧
●心疾患
●肥満（BMI30以上）

●喫煙

喫煙を除いたこれらの疾患は、加齢にともなって起こる生活習慣病です。

生活習慣病とは、いいかえると、老化が引き起こす疾患のことです。

生活習慣病と老化は密接に関係しており、老化の状態にあると、感染力の高いウイルスが蔓延したとき、真っ先に感染し、重症化するリスクが高くなります。このことを私たちは、コロナ禍で目の当たりにしました。

一方、喫煙は疾患ではないものの、細胞レベルで身体の中から老化を進行させます。そのことも、コロナ感染時に重症化のリスクを高め、合併症や死亡のリスクを増加させることになりました。

人類の進化とミトコンドリア

細胞を老化させないことは、感染症の脅威から身を守ることでもあります。

新型コロナウイルス感染症は、日本では２０２３年5月に感染症法上の「五類感染症」に引き下げられたとはいえ、今も流行をくり返しています。細胞の老化が進んでいる人にとっては、決して楽観できない状況にある、といえるでしょう。

感染症は誰がいつ罹患するかわからない特性を持っています。しかし、細胞の老化を防ぎ、あるいは改善できれば、重症化や合併症、そして死亡リスクの低減が可能になります。つまり、必要以上に恐れる心配はなくなる、ということです。

では、細胞の老化はなぜ起こるのでしょうか。

真っ先に注目すべきは、ミトコンドリアです。

ミトコンドリアとは、細胞内に存在する小さな構造体（小器官）で、エネルギー産生の中心的な役割を担っています。その内部には、独自のＤＮＡ（ミトコンドリアＤＮＡ）が存在しています。

２０２２年のノーベル生理学・医学賞では、このミトコンドリアＤＮＡの研究が受賞しました。

受賞者は、ドイツ・マックスプランク進化人類学研究所のスヴァンテ・ペーボ教授です。ペーボ教授は沖縄科学技術大学院大学の客員教授を兼務されています。研究テーマは「絶滅した人類のゲノムと人類の進化に関する発見に対して」です。

ペーボ氏は、ネアンデルタール人の骨からミトコンドリアDNAを抽出し、人類の変化を調査研究しました。この研究により、ネアンデルタール人と現代人の遺伝的関係が明らかになり、人類の進化に関する新たな知見が報告されました。

ではなぜ、ペーボ教授は、核DNAではなく、ミトコンドリアDNAを使ったのでしょうか。

一つの細胞に対して、核DNAは、父親と母親から引き継いだ2セット（2コピー）から成り立ちます。これに対して、ミトコンドリアは一つの細胞内に数百から数千個もあり、それぞれにミトコンドリアDNAが存在します。このミトコンドリアDNAは母親のみから引き継がれます。しかも、核DNAより長さが短いため、解析しやすいのです。よって、ミトコンドリアDNAは化石の中でも保存される確率が高く、たとえ断片化していても、共通する部分でつなぎ合わせることで、DNAとして解読できる確率も高くなります。

このミトコンドリアの働きに異常が生じると、私たちの細胞は老化し、さまざまな疾患や老化が引き起こされます。

なぜなら、ミトコンドリアは、「エネルギーの産生工場」だからです。身体に必要なエネルギーの約95パーセントは、ミトコンドリアがつくり出していると考えられています。よって、ミトコンドリアが機能不全に陥ると細胞がエネルギー不足になり、臓器や組織に影響を与えることになります。

ちなみに、一つの細胞内に存在するミトコンドリアの数は、数百から数千個と差があります。これは、エネルギー需要に関係しています。脳の神経細胞や筋肉細胞、肝細胞など、とくに高いエネルギーを必要とする細胞ほど、ミトコンドリアの数も多くなっています。

なお、ミトコンドリアの機能不全で起こってくる病気をミトコンドリア病と呼びます。

ミトコンドリア病の症状は、非常に多彩です。『ハリソン内科学』という内科医にとっての教科書がありますが、そこにはミトコンドリア病の症状として以下のものが挙げられています。

〈心臓〉　伝導障害（不整脈）、心筋症、肺高血圧症
〈脳〉　脳卒中様発作、痙攣《けいれん》、片頭痛、嚥下障害、認知症
〈肝臓〉　肝機能障害
〈すい臓〉　糖尿病
〈腸〉　下痢、便秘、偽性腸閉塞症
〈腎臓〉　糸球体病変、尿細管機能障害
〈血液〉　汎血球減少症、貧血
〈筋肉〉　筋力低下、易疲労性、筋肉痛
〈目〉　白内障、視神経委縮、外眼筋麻痺、網膜色素変性
〈耳〉　感音性難聴

ミトコンドリアが老化すると、人も老化する

ミトコンドリアのいちばん重要な働きは、私たちが日々摂取している酸素と栄養素を原料に、膨大なエネルギー物質「ＡＴＰ（アデノシン三リン酸）」を生み出すことです。ＡＴＰは、呼吸、新陳代謝、体温維持、身体の運動、思考など、私たちがふだん意識せずに当たり前に行っているあらゆる活動において、用途に応じて利用される、共通のエネルギー物質です。

ＡＴＰは、二つの箇所でつくられます。

一つは、細胞の中の細胞質です。細胞質では、一つのブドウ糖をもとに２ＡＴＰをつくり出します。

そしてもう一つが、ミトコンドリアです。ミトコンドリアでは酸素やさまざまな栄養素を使って、38ものＡＴＰを生み出します。しかも、１個の細胞には、数百から数千ものミトコンドリアが存在しています。

つまり、ミトコンドリアが正常に働いていれば、
「全身の細胞の数×数百〜数千（一つの細胞内のミトコンドリア数）×38ATP」
という膨大な量のATPを産生できることになります。

では、ミトコンドリアが老化していると、どうでしょうか。ATPの産生量は減ります。エネルギー不足に陥った細胞は正常に働けず、老化します。

しかも、老化したミトコンドリアは、活性酸素種の発生量を増やします。

活性酸素種とは、酸化力の非常に強い分子の総称であり、細胞を傷つけ、老化させる作用があります。この分子は、ミトコンドリアが酸素を燃焼させてATPを生み出す際に必ず発生します。呼吸によって取り込んだ酸素のうち、約2パーセントが活性酸素種に変化する、とも見られています。

活性酸素種は、ミトコンドリアでたくさんのATPを生み出す過程でどうしても発生してしまう副産物。私たち人間が、ミトコンドリアで産生したATPをあらゆる活動の源としている以上、この副産物の発生は避けることができません。

しかし、活性酸素種は、ミトコンドリアすらも傷つけ、老化させます。しかも、老化したミトコンドリアでは、活性酸素種の発生量も増えます。

ひとたび老化が始まると、加速度的に進行していくのは、老化したミトコンドリアが活性酸素種を多く発生させていくためなのです。

若返りのカギは「ＮＡＤ＋（エヌエーディープラス）」

細胞の老化は、ミトコンドリア機能の低下によって起こってきます。ではいったい何が、ミトコンドリアの機能を低下させる原因なのでしょうか。

この問題を解明できれば、ミトコンドリアの老化を遅らせ、ミトコンドリア病の発症や、感染症で重症化するリスクを減らせるはずです。

私は、さまざまな論文を精査してきました。

そしてたどり着いたのが、「加齢にともなうＮＡＤ＋レベルの低下」という内容の論文でした。

加齢にともなうNAD⁺レベルの低下によって起こってくる疾患や症状は、前述した『ハリソン内科学』で示すミトコンドリア病とほぼ同じです。追加されているものには、「がん」「不妊」「免疫機能低下」「自己免疫疾患」「炎症」などがあります。これらの症状も、細胞の老化が関与していることがわかっています。

つまり、NAD⁺レベルの低下とミトコンドリア機能の低下には密接な関係がある、ということです。

では、NAD⁺とはなんでしょうか。

正式名を「ニコチンアミドアデニンジヌクレオチド」といいます。

NAD⁺は補酵素の一種です。その働きは、ミトコンドリアでATPが産生される際に中心的な役割を果たします。また、DNAの修復、免疫応答、細胞のシグナル伝達など、多くの細胞の働きにも関与しています。

ちなみに、酵素とは、生体内で起こる化学反応を促進するタンパク質のこと。補酵素とは、酵素が化学反応を進めるために必要な分子のことです。

ミトコンドリアは、NAD$^+$の助けを借りて正常に機能します。しかし、NAD$^+$の体内量は、加齢とともに減っていきます。50代になると20代の半分程度になり、80代になると50代からさらに半減するとされています。右肩下がりに減少していくのです。この減少が、加齢によるミトコンドリア機能不全の一因となっていると考えられています。

ではなぜ、若い頃には体内に豊富に存在していたNAD$^+$が、加齢とともに減少していくのでしょうか。

原因の一部は、生活習慣にあります。具体的には、過度の飲酒、喫煙、運動不足などがNAD$^+$の消費を促進します。NAD$^+$は人体内で500種類以上の化学反応に関与しており、その中にはアルコールの分解や炎症反応の調整なども含まれます。

多くの生体における化学反応でNAD$^+$が必要とされています。よって、これが不足すると健康に影響を与える可能性が高まるのです。

しかし、この事実を反対から見てみましょう。

NAD$^+$の体内量を増やすことができれば、生命維持と健康増進に必要な生体における化学反応を回復させていく可能性が高くなります。20代の頃のように、体内環境を若々しく維持していくことが期待できるのです。

医療界も注目の成分「NMN」とは

NAD$^+$の体内量を回復させると、ミトコンドリアの機能も回復します。それによって、エネルギーの産生量が増える一方、活性酸素種の発生量を減らすことができると考えられています。細胞が老化する要因を大きく取り除くことができるのです。

ここに手を打つ方法が、私が提唱する「アンチエイジング3本の矢」のうちの一つ目、「NMN（ニコチンアミドモノヌクレオチド）」の投与です。

NMNは、NAD$^+$の前駆体であり、体内にNMNを取り入れることで、細胞内のNAD$^+$レベルが増加します。この増加により、ミトコンドリアの機能が向上し、エネルギー産生が促進すると考えられています。この効果については、多くの研究論文で報告されています。

また、ＤＮＡの修復、免疫応答、細胞のシグナル伝達といったことも、ＮＡＤ+レベルの増加によって高まると考えられています。

マウスを使った研究でも、そのことが確認されています。ＮＡＤ+は加齢とともに体内量が減っていき、それによってマウスの老化が進んでいきますが、ＮＭＮを補充することでＮＡＤ+の体内量が増え、さまざまな部位での老化現象が改善されていったのです。

では、ＮＭＮはどうすると摂取できるでしょうか。

ＮＭＮはブロッコリー、マッシュルーム、アボカド、キャベツ、枝豆、ステーキなどに含まれています。

しかし、ＮＭＮを１００㎎摂取するだけでも、ブロッコリーでは56株、マッシュルームでは２５００個、アボカドでは１２６個、キャベツでは42個、枝豆では１万９０００粒、ステーキでは２０８枚が必要です。

ただ、たとえこれだけの量を摂ったとしても、一つの細胞内に数百から数千個も存在するすべてのミトコンドリアの機能を改善させることは難しいのが事実です。アンチエイジングを目的としたとき、ＮＭＮは毎日３００㎎の摂取が必要となるからです。
食事から摂取するだけでは、残念ながら十分なアンチエイジング効果を得るのは難しいということです。よって現在、ＮＭＮはサプリメントで摂取することが一般的になっています。

なお、点滴でＮＭＮを投与する方法もあります。とくに心臓、肝臓、腎臓など生命にかかわるような臓器になると、細胞レベルで考えるより臓器そのもので若返りを考えていくほうが効果的です。実際、私たちが今まで治療してきて、体調が大きく変わった患者さんを見ていると、点滴で投与したケースのほうが速やかにその効果を実感されています。

歩けなかったのが歩けるようになった、心臓が苦しくて動けなかったのが動けるようになった、という患者さんもいます。そうした方々を見ていると、点滴である程度の濃度のＮＭＮを投与し、２〜３時間で効果をぐっと高めることも有効だと実感しています。

ＮＭＮを摂取し、ミトコンドリアを活性化させる

では、ＮＡＤ⁺の体内量を増やすと、なぜ、ミトコンドリアの働きが活性化するのでしょうか。このことについて、順を追って考えていきます。

私たち生物はみな、長寿遺伝子を持っています。長寿遺伝子とは、老化を遅らせ、寿命を延ばす働きを持つ遺伝子の総称です。なかでも有名なのがサーチュイン遺伝子で、これは細胞の修復や代謝の調整を通じて、健康寿命を延ばす役割を果たします。

なお、サーチュインは、抗老化タンパク質の一種で、遺伝子の修復や体内で働くタンパク質の異常を正す働きをしています。

このサーチュインそのものは、人がいくら年をとっても変化しません。ところが、現実には加齢とともに細胞は老化し、さまざまな病気が起こってきます。これは、サーチュインは存在しているものの、機能しなくなっていることを示しています。

ではなぜ、加齢とともにサーチュインは機能しなくなっていくのでしょうか。

原因は、ＮＡＤ$^{+}$の不足にあります。サーチュインが正常に働くには、その補酵素であるＮＡＤ$^{+}$のサポートが不可欠なのです。

つまり、サーチュインの正常な働きには、ＮＡＤ$^{+}$の体内量を回復させること。そのためには、ＮＡＤ$^{+}$の前駆体であるＮＭＮを投与することが効果的なのです。

そして、ここからが重要です。人のサーチュインは7種類あり（Ｓｉｒｔ1から7）、Ｓｉｒｔ3から5の3種類がミトコンドリアの中で働いています。このミトコンドリアの内部にあるサーチュインはもちろんのこと、外部にある4つのサーチュインも、ミトコンドリアに作用しています。

それらのサーチュインは、ＮＡＤ$^{+}$の体内量を増やすことで正常に働き出し、ミトコンドリアの機能を回復させていきます。つまり、ミトコンドリアを活性化させるためには、サーチュインの働きが欠かせず、それを機能させるためにはＮＡＤ$^{+}$が必要不可欠だということです。

他にも、サーチュインは私たちの体内で、抗老化のために働いています。たとえば、Sirt1が機能しなくなると、24ページに記載した「老化に関わる12の特徴」のうち「栄養感知の制御不能」と「タンパク質恒常性の喪失」が引き起こされます。さらには、「エピジェネティックな変化」にはサーチュインのすべてが関与しています。だからこそNAD⁺の減少は、サーチュインの働きを悪化させ、多くの方向から老化を引き起こすことになってしまうのです。

NMNが認知機能や難聴を改善させる

NMNの投与によってNAD⁺の体内量を回復させることで、さまざまな不調が改善していくことは、多くの論文に示されています。

まず、脳の血流が促進され、認知機能が改善することが報告されています。

NMNを投与してNAD⁺のレベルが上がると、ミトコンドリアの機能が回復します。これにすると、一酸化窒素という血管を拡張させる物質が増え、血流が促進されます。これによって、酸素と栄養が脳に十分に運ばれ、脳の神経細胞の状態がよくなって、認知機能が改善すると考えられています。

次に、NMNを摂取すると、血管壁を覆っている内皮細胞が修復されるという報告があります。

私たちの身体は、加齢とともに動脈硬化や高血圧など血管に問題を抱えるようになります。これは内皮細胞が脆くなり、老化するため。結果、血管壁が硬くなって、動脈硬化が進行します。また、血管壁の柔軟性が失われることで心臓はより強い力で血液を送り出す必要が生じ、高血圧が引き起こされます。

こうした血管の問題が、NMNを投与してNAD$^+$のレベルが回復すると改善されていくと報告されています。

NAD$^+$のレベルが回復すると、感音性難聴が改善する、という報告もあります。

感音性難聴とは、耳の奥に位置する内耳、聴神経、または脳の聴覚経路に問題が生じて、音の感知や伝達が正常に行われなくなることです。これによって、聴こえ方が悪くなります。感音性難聴も加齢が大きなリスクファクターであり、現在のところ、根本的な治療法はないとされています。よって、悪化すると、補聴器や人工内耳という選択が必要となります。

その感音性難聴も、ＮＭＮの投与によって改善することが明らかになっているのです。

しかも、ＮＭＮによって筋力が増強する効果が期待されることも報告されています。このことを研究しているのは、東京大学医学部附属病院の講師五十嵐正樹先生、山内敏正教授たちのチームです。

65歳以上、42人の参加者を二つのグループにわけ、一つのグループにはＮＭＮを、一つのグループにはプラセボ（薬効成分を含まない偽薬）を、１日２５０㎎、12週間摂取してもらいました。そして、予定通り完遂できた各10人の運動機能を比較しました。

すると、ＮＡＤ⁺の血中濃度は、プラセボ群よりＮＭＮ群が倍以上にも増えました。また、歩行速度、左手の握力の数値が優位に改善しました。さらに、30秒間で何回、イ

東大ヒト試験が示唆する、NMN筋力改善効果への期待

■試験開始後12週での血中NAD⁺濃度(n=10)

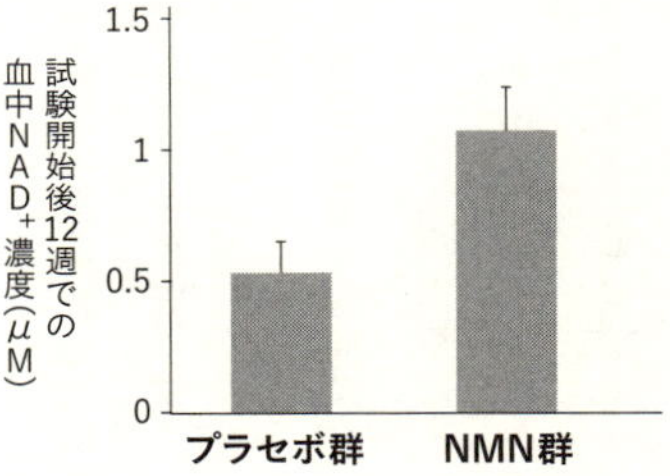

■歩行速度(m/秒)

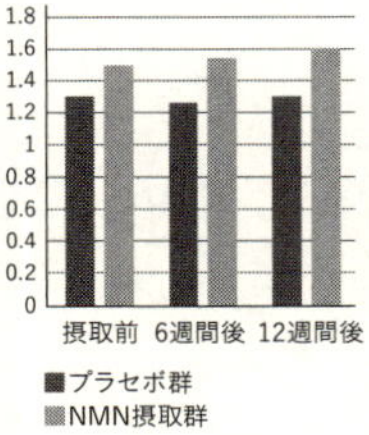

■左手の握力(kg)

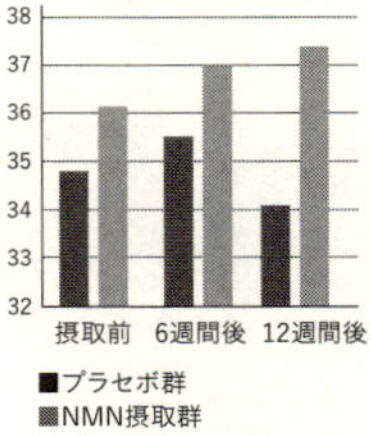

**■30秒間
イス立ち上がり
テスト(回/30秒)**

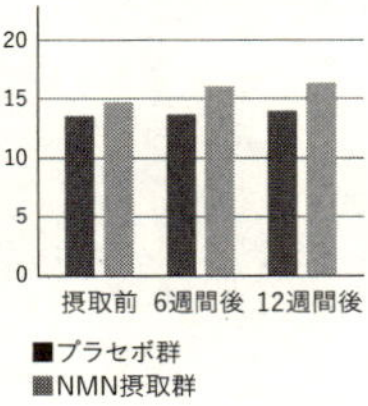

65歳以上の男性にNMNまたはプラセボを1日250㎎、12週間摂取してもらい、予定通り完遂できた各10人の運動機能を比較。NMN摂取群は、プラセボ群と比べて、歩行速度、左手の握力、30秒イス立ち上がりテストの数値が有意に改善した。

出典：npj Aging(2022)8:5;http://doi.org/10.1038/s41514-022-00084-z

スから立ち上がることができるか、というテストでも、NMN群のほうがよい結果を得られました。イスからの立ち上がり運動というのも、筋力が必要となる動作です。その回数が多いということは、筋力が増量したと考えられるのです。

NMNは糖尿病の改善にも役立つ

現在、日本における糖尿病とその予備軍の合計人数はおよそ2000万人とされています。老若男女を含め、6人に1人が糖尿病かその予備軍となります。

糖尿病とは、ご存じの通り、血糖値（血液中のブドウ糖の濃度）が慢性的に高い状態を指します。原因は、すい臓から分泌されるインスリンの量が減ったり、その働きが悪くなったりすることにあります。

インスリンとは、血液中のブドウ糖を細胞内にとり込む働きを持つホルモンです。ブドウ糖は前述したように、細胞質で2ATPをつくり出すために使われます。このブドウ糖を使ってATPを産生するエネルギー産生の回路を「解糖系」と呼びます。解糖系を動かすには、ブドウ糖が必要です。

一方、「ミトコンドリア系」の稼働には、ブドウ糖は使われません。ですが、その稼働には、解糖系が働くことで発生するピルビン酸が使われます。

よって、インスリンの量が減ったり、働きが悪くなったりして、細胞内にブドウ糖が入ってこなくなると、細胞質だけでなく、ミトコンドリア内でもエネルギーを産生できなくなります。結果、エネルギー不足に陥り、細胞は正常に機能できなくなってしまうのです。

一方、細胞内にブドウ糖が取り込まれなくなると、食事から摂取したブドウ糖が血液中に存在し続けてしまいます。高血糖の状態が慢性的に続いてしまうのです。この状態が糖尿病です。なお、糖尿病になると、過剰なブドウ糖が血管の内皮細胞を傷つけます。すると、動脈硬化や高血圧になるうえ、多くの合併症も引き起こされることになります。

糖尿病には、1型糖尿病と2型糖尿病があります。

1型糖尿病は自己免疫疾患です。インスリンを分泌するすい臓のβ細胞を、免疫細胞が攻撃してしまうことで起こってきます。

２型糖尿病は、不健康な食生活や高糖質・高脂肪の食事、運動不足などの生活習慣の他、肥満、加齢、そして遺伝的要因が発症の原因になります。

日本人の多くは、この２型糖尿病です。

２型糖尿病（以降、糖尿病とする）の予防と改善にも、ＮＭＮが効果的であることがわかっています。

世界的権威である科学雑誌『Ｓｃｉｅｎｃｅ（サイエンス）』にも、ＮＭＮを投与することで、糖尿病の発症を予防できると、予備軍を対象にした研究結果が報告されています。ＮＭＮを摂取することで、ブドウ糖が細胞に取り込まれて消費されるスピードが高まることが示されたのです。これによって高血糖になるのを防ぎ、糖尿病のリスクを低減できる、ということです。

実際、私のクリニックに通院している糖尿病の患者さんにも、ＮＭＮのサプリメントを服用してもらっています。結果、糖尿病の状態を示す「ヘモグロビンＡ１ｃ《エーワンシー》」という血液検査の値が、明らかに改善されています。また、薬の量を減らせる人もいます。

糖尿病薬は長寿の薬？

ここでいったん話がそれてしまうのですが、糖尿病治療において興味深い内容があるので、お伝えします。

糖尿病の治療薬に「メトホルミン」があります。メトホルミンは、糖尿病治療において一般的に使用されている薬です。

実はこのメトホルミンは、ヨーロッパで昔から「長生きの薬」と知られていました。『ライフスパン』の著者デビッド・A・シンクレア氏も、糖尿病ではないものの、メトホルミンを服用しているとのことです。

ではなぜ、メトホルミンは「長生きの薬」となるのでしょうか。

糖尿病になると、血液中のブドウ糖量は多いのに、細胞がブドウ糖をうまく取り込めない状態が続きます。細胞がブドウ糖不足になるわけです。これを補うため、身体は乳酸や脂肪、タンパク質などを分解して、ブドウ糖をつくり出します。このことを「糖新生」と呼びます。

糖新生は、人体のエネルギー源であるブドウ糖不足を補うために必要な働きです。しかし、糖尿病の人に起こってしまうと、血糖値がさらに上がってしまい、多くの弊害を引き起こす原因になります。

メトホルミンには、肝臓での糖新生を抑制する働きがあります。

一方で、ミトコンドリアの機能を改善する作用があるのです。

つまり、メトホルミンを服用していると、ミトコンドリアの働きが活性化します。それによって、エネルギーの産生量が増えます。しかも、ミトコンドリアの働きがよくなることで、細胞の状態が改善し、寿命を延ばしていくことができると期待できるのです。

こうした作用から、メトホルミンは長く「長生きの薬」と呼ばれてきたのです。

新しい糖尿病治療薬とＮＭＮの共通点

ところが、メトホルミンには「乳酸アシドーシス」という副作用のリスクがあることがわかっています。

乳酸とは細胞質でブドウ糖からＡＴＰが産生される際に発生する、酸性の物質です。

メトホルミンは肝臓での糖新生をブロックしてくれるのですが、これを服用していると、体内に乳酸がたまってしまうことがあります。こうなると、乳酸アシドーシスが起こります。

アシドーシスとは、体内の酸性度が異常に高くなって、血液や体液が通常以上に酸性に傾いてしまう状態のこと。腎機能障害の他、全身に障害が起こってくる、命にかかわる非常に危険な状態です。

メトホルミンは、糖尿病の治療薬として一般的であるものの、慎重に経過観察をする必要がある薬です。「長生きの薬」だからと、手放しで服用してよい薬ではないということです。

そこで、新たに開発されたのが「ツイミーグ（一般名はイメグリミン塩酸塩）」という薬です。

ツイミーグは、ミトコンドリアの働きを活性化させる一方で、乳酸アシドーシスを起こす危険性が極めて低い薬です。

この薬は、２０２１年に発売が開始された新しい薬で、私は発売初期から、メーカーから取り寄せて患者さんに処方してきました。

ツイミーグの作用が、ＮＭＮの働きとよく似ているとわかっていたからです。ツイミーグにも、ＮＭＮと同様にＮＡＤ$^+$の体内量を増やしてサーチュインを活性化し、ミトコンドリアの働きを回復させる作用があります。

このミトコンドリアの機能回復は、すい臓のβ細胞に対しても起こすことが可能です。β細胞の働きが活性化すると、インスリンの分泌が促進され、その働きも高まります。これによって、ブドウ糖を細胞内に取り込む作用を向上させることができます。

すると、細胞のブドウ糖不足が解消されるので、肝臓での糖新生が起こらなくなります。さらには、脂肪肝など肝臓の疾患も改善されていくと期待されています。

くり返しますが、こうしたツイミーグの働きは、ＮＭＮとよく似たものです。つまり、

ＮＭＮを投与することは、糖尿病の新たな治療薬であるツイミーグと同じ効果を期待できる、とも考えられるのです。

頭がよくなり、ダイエットもできる

加齢とともに、私たちの身体にはさまざまな老化現象が現れます。その中でも、多くの人が最も予防したいと考えるのが「認知機能の低下」ではないでしょうか。認知機能は、私たちが豊かな人生を送るために不可欠であり、アンチエイジングの観点からも非常に重要です。

では、認知機能とは具体的にどのようなことを指すのでしょうか。

認知機能とは、脳が情報を処理し、理解するための総合的な機能のことです。これには、記憶、思考、知覚、見当識（時間や場所の認識）、遂行機能、日常生活活動、問題解決など、多岐にわたる機能が含まれています。これらの機能が連携してスムーズに作動することで、私たちは日々の活動や環境に適切に対応できます。

NMNの内服・点滴による身体の若返り効果

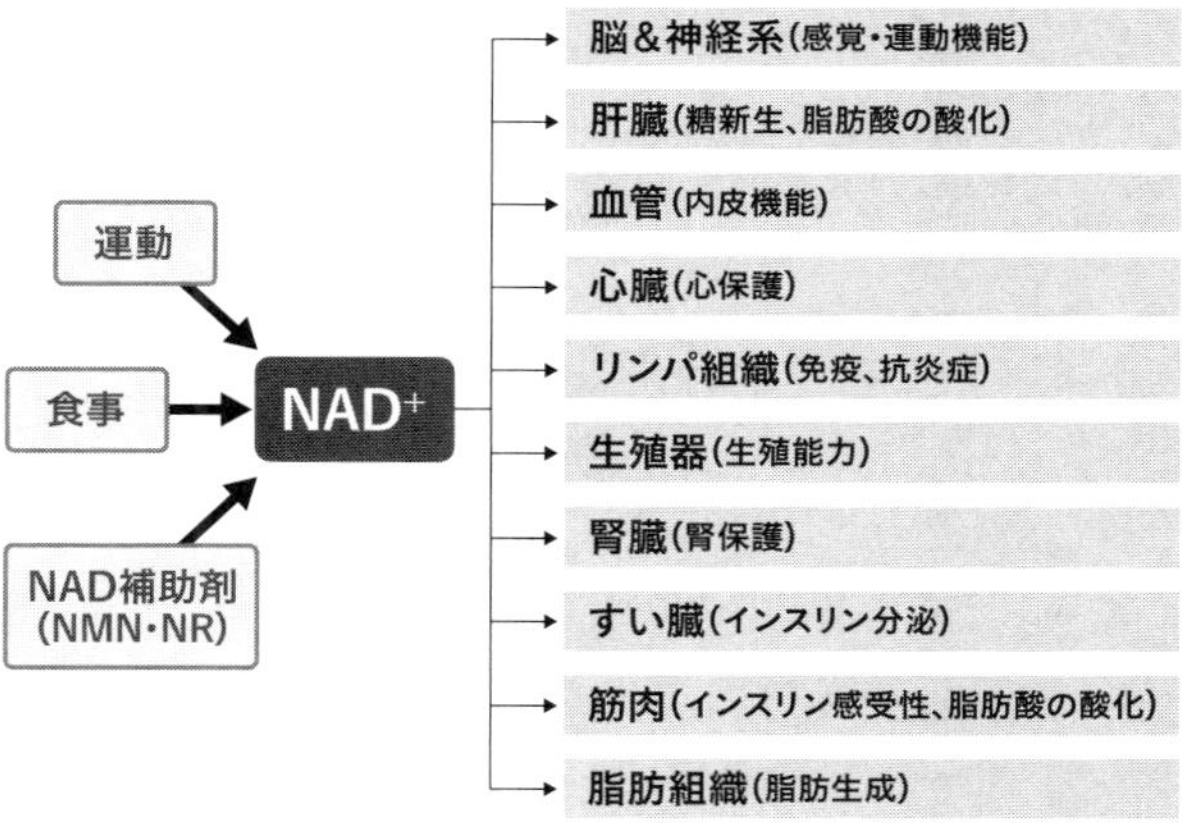

ＮＭＮの投与によって、この認知機能が改善する可能性があると考えられています。体内のＮＡＤ$^+$レベルが上がることで、老化した脳の神経細胞を若返らせることが期待されるからです。

神経細胞が老化すると、情報の伝達が滞り、記憶力や思考力の低下など、認知機能の衰えを引き起こします。しかし、神経細胞が若返ると、情報伝達のスピードが速くなり、結果として認知機能が向上するのです。

また、人は加齢とともに基礎代謝が落ち、太りやすくなる傾向がありますが、ＮＡＤ$^+$の体内量が増えると肥満が解消されることが報告されています。これは、ミトコンドリアの機能が回復し、エネルギー代謝が向上するためです。また、インスリンの働きがよくなることで、ブドウ糖の消費が促進されることも肥満解消に役立ちます。つまり、ダイエット効果もあるということです。

NMNサプリメントの服用により、目の機能が改善され、骨密度が向上したとの報告もあります。実際に、私の患者さんの中には、骨粗しょう症の薬を減らせた方もいます。

何よりも、NMNの摂取によって免疫機能が向上し、新型コロナウイルスやインフルエンザなど、高齢者が感染すると重症化しやすい感染症を予防できる可能性が高いのです。

このように、NMNをとることで、不調が改善し、薬を減らせるなど、さまざまな健康上の改善が期待されています。

人の寿命を握っている「テロメア」とは

このように、脳が若々しく働き、認知症になる心配もなく、スリムな体を維持でき、目も耳も健康で、痛いところも、病気もない心身で生きていけるのだとしたら、加齢は恐れるものではなくなります。

それが可能なのだとしたら、何歳まででも生きていたいと思いませんか。

では、人の寿命は、いったいどのように決まっているのでしょうか。

それを決めているのは、テロメアです。

テロメアの研究は、２００９年にノーベル生理学・医学賞を受賞しました。受賞者は、カリフォルニア大学のエリザベス・ブラックバーン教授、ジョンズ・ホプキンズ大学のキャロル・グライダー教授、ハーバード大学のジャック・ショスタック教授の３名で、受賞理由は「テロメアとテロメラーゼ酵素の仕組みの発見」に対してです。

テロメアとは、染色体の末端についているキャップのような保護構造体で、遺伝情報を守る役割を果たしています。ブラックバーン教授は、テロメアを「靴ひもの先端」にたとえています。先端のビニール製の留め具がなくなると、ひもの糸がバラバラにほどけてしまうのと同様に、テロメアが機能しなくなると、染色体はバラバラに壊れてしまうのです。

「細胞分裂の回数券」テロメアの働き

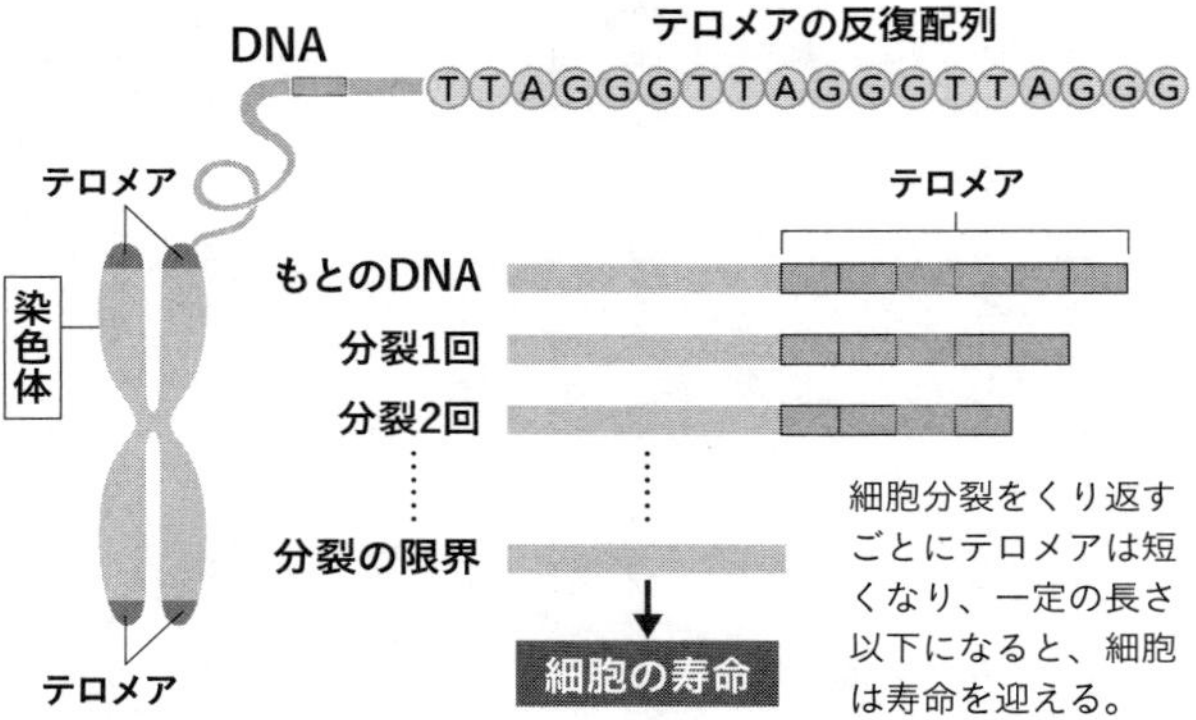

このテロメアは細胞分裂のたびに少しずつ短くなっていきます。そして、一定の長さ以下になると、テロメアは染色体を保護できなくなります。それによって、細胞は寿命を迎えることになります。染色体が壊れ、細胞分裂できなくなってしまうからです。この細胞分裂の限界は50回といわれています。こうした働きから、テロメアは「細胞分裂の回数券」とも呼ばれています。

なお、テロメアを短くするのは、細胞分裂だけではありません。慢性的なストレスや炎症、そして活性酸素種も、テロメアの短縮を促進する要因になります。

このテロメアの寿命が、サーチュインの働きによって伸びることがわかってきました。テロメアの寿命が延びるということは、細胞分裂できる期間が長くなるということ。そのことが「サーチュインが人の寿命を延ばす」ということの一つの根拠にもなっています。

ここで重要なのが、サーチュインの働きを活性化するのに不可欠なＮＡＤ$^+$です。ＮＡＤ$^+$はＮＭＮを投与することで増やせます。それによって、テロメアの寿命も延ばせると考えられるのです。

がん細胞は際限なく細胞分裂していく

正常な細胞は、約50回分裂を続けると、テロメアが短縮し過ぎて寿命を迎えます。

ところが、私たちの体内には、際限なく分裂を続ける細胞があることをご存じですか。それは、がん細胞です。

がん細胞は、もともと正常細胞が突然変異することによって生まれる細胞で、健康な人の体内でも毎日数千個は発生しています。そのすべてを免疫細胞が早期に叩き殺してくれれば問題ありません。しかし見逃してしまうと、がん細胞は際限なく分裂し、腫瘍化していきます。がん細胞にはテロメラーゼの活性を高める能力があり、これによってテロメアを短縮させずに維持できるからです。テロメラーゼとは、テロメアを延長し、細胞分裂の際にテロメアが短くなるのを防ぐ酵素です。がん細胞の生命力の強さとは、テロメラーゼの活性を高める働きを持っていることにもあるといえます。

本当ならば、細胞の健康長寿のために働いてほしいテロメラーゼが、がん細胞の中では、腫瘍を大きくするというマイナスの働き方もしてしまう。だからこそ、免疫機能の働きは常に若々しく保ち、がん細胞が発生次第、叩き殺せる状態を保つことが大事なのです。この免疫機能については、第3章で詳しくお話しします。

一方で、テロメラーゼの働きが健康長寿と強くかかわっていることも、百寿者の方々のテロメアを見るとよくわかります。

百寿者のテロメアを調べると、ある程度の長さを保ったまま維持されていることがわかっています。これは、NAD$^+$の働きによってテロメラーゼが活性化されているためと考えられます。しかも、百寿者の子どもも60代、70代という年齢にあってテロメアが長いことが調査によって確認されています。百寿者の子どももまた長命なのは、テロメラーゼがしっかりと健康長寿に働いているからともいえます。

私は、このテロメラーゼの解析を行っていた経験もあります。熊本大学大学院を修了して、米国東海岸のメリーランド州にある国立衛生研究所（ＮＩＨ）内の国立癌研究所（ＮＣＩ）に赴任するまでの３か月間、当時、東京大学医科学研究所にいた渡邉俊樹東京大学名誉教授（現日本ＨＴＬＶ－１学会理事長、厚生労働省「ＨＴＬＶ－１対策推進協議会」座長）を通じて、日本のテロメア研究の第一人者である石川冬木先生（当時東京工業大学、現京都大学教授）の教室とやり取りしながら、テロメラーゼ解析のノウハウを伝授していただいていたことがありました。こうした経験も、人の老化と寿命の関係に興味を抱くことになった理由の一つです。

ＡＬＳ（筋萎縮性側索硬化症）にＮＭＮの投与は禁忌

ではなぜ、これほど健康長寿に効果を期待できるＮＭＮが、医療界ではなかなか広がっていかないのでしょうか。実際、NMNのサプリメントをもっと普及させようと取り組んでいる医師の方々がいますが、日本ではなかなかうまくいきません。

これは、医師会と薬剤師会の働きが大きいと考えられます。

血圧が高ければ降圧剤、糖尿病ならば血糖値をコントロールする薬、脂質異常症ならばコレステロール値を調整する薬など、一つの症状を抑え込むための薬が数多く開発されています。まるでもぐら叩きゲームのように、数値の異常や不調などが何か出てきたら対症療法によって、薬の力でポコポコ抑え込んでいくのが、現在の日本の医療の定番です。

よって、NMNのように細胞レベルという根本の部分を改善していくものが薬として使われるようになってしまうと、必要のなくなる薬がたくさん出てきます。そうなっては大変な人たちが大勢います。その人たちは、「NMNなんて、とんでもない」と反対しますし、認めることはしないでしょう。現在の医療にかかわる大半は、NMNが薬として認可されると困る人たちです。

だから、これほどよいものであるにもかかわらず、日本では食品扱いです。薬として認可されることはないと考えられます。

一方で、ＮＭＮにも問題点があります。

ＮＭＮが体内でＮＡＤ$^{+}$に変換されるには、神経の分野に関していうと、ＮＭＮＡＴ《エヌエムナット》２《ツー》という酵素が必要です。これがあって、初めてＮＡＤ$^{+}$に変換されます。

ＡＬＳ（筋萎縮性側索硬化症）という、運動神経が徐々に機能を失い、筋力低下と麻痺を引き起こす進行性の神経疾患があります。だんだんと神経が動かなくなり、やがて呼吸も止まってしまう難病です。この疾患は、ＮＭＮＡＴ２の酵素が欠損しているか、少なくなっているかという状態にあることがわかっています。

そうした方にＮＭＮを投与すると、何が起こってしまうのでしょうか。

ＮＭＮが蓄積し、ＮＡＤ$^{+}$は枯渇します。そして、ＳＡＲＭ１《サームワン》という酵素が活性化されます。このＳＡＲＭ１には、ＮＡＤ$^{+}$を分解することによって軸索変性（障害された神経線維で刺激の伝導がほとんどできなくなる状態）を誘導する働きがあります。それによってＮＡＤ$^{+}$はますます枯渇し、神経がどんどん変性してしまうのです。

よって、ＡＬＳのような神経疾患のある人にＮＭＮを投与するのはタブーとなっています。

ただ、このアンチエイジング第1の矢「NMNサプリメント」は現在、注目の成分ということもあり、高価な商品も多く見られます。私の地元でも、数万円以上で販売されているという商品があり、それでも売れているところを見ると、NMNの効果が広く認知されてきている表れだな、とも感じます。その一方、驚くほど安い商品もあります。サプリメントは、どうしても玉石混交になりがちです。

現在、私のクリニックでは、NMNの点滴治療を行っています。高濃度のNMNを点滴で短時間に投与すると、健康な人の場合、アンチエイジングの効果を速やかに実感できるからです。

しかし万が一、ALSと診断される前の患者さんが、「最近、なんだか調子が悪いから」とNMNの点滴をしてしまうと、大変なことになります。この点、私は十分に気をつけていますが、それを知らないような機関でNMNの点滴を受けることにはリスクがともないます。そのために、NMNの点滴を危険視する医師も多くいます。

こうしたことから、現在は、点滴よりサプリメントのほうが安全性は高いと、NMNを推奨する医師たちの間でも、点滴よりサプリメントの投与を行っているケースが多くなっています。

ＮＭＮを服用する際の注意点

ＮＭＮのサプリメントを服用する際に、もう1点、知っておいてほしいことがあります。
多発性骨髄腫という病気があります。多発性骨髄腫とは、骨髄の中で異常な細胞が増殖し、骨や免疫系に問題を引き起こす血液のがんです。このがんでは、炎症によって組織の免疫細胞が増えて、そこからＣＤ38というタンパク質が発現します。このタンパク質がＮＡＤ⁺を壊してしまうことがわかっています。この状態では、ＮＭＮをいくら投与しても、効果を得られません。

これと同様に老化細胞が組織内に居座り続けると、細胞老化関連分泌現象（ＳＡＳＰ《サスプ》）により免疫細胞が活性化され、ＣＤ38を発現します。若い細胞が多い場合、ＮＭＮはアンチエイジングに効果がありますが、老化細胞が多い体内では、ＣＤ38が増えるため、ＮＭＮを摂取しても効果が得られにくいことがわかってきています。

さらに、新型コロナウイルスに感染したときにも、炎症が生じることによって免疫細胞がCD38を発現させます。これによって、ただでさえ少なくなっているNAD$^+$がまた分解されてしまいます。すると、高齢者の場合、さらに老化が進みます。それによって重症化しやすくなるのです。

このように、老化した細胞が多い体内では、免疫細胞がCD38を発現させることでNAD$^+$が分解されてしまい、せっかくNMNのサプリメントを服用しても効果を実感できないということが起こってきます。

したがって、NMNの服用をするときには、同時に細胞を若返らせ、CD38を発現させない体内環境をつくっておくことが欠かせません。

そのためには、どうすればよいのでしょうか。

次章で紹介する「水素ガス吸入療法」は、ミトコンドリアの活性を高めて細胞をイキイキと若返らせていく方法です。それによって、CD38を発現させない体内環境を築いていくことができます。NMNの効果をより速やかに得たい場合は、水素ガス吸入療法を同時に行っていくことが理想です。

第3章

アンチエイジング第2の矢「水素ガス吸入療法」

～細胞レベルから若返る～

ミトコンドリアの功と罪

私たちが呼吸している空気の中には、21パーセントの酸素が含まれています。

酸素は、ラジカルの一種です。ラジカルとは、化学的に非常に活性の高い分子や原子のことで、他の分子と簡単に反応して、さまざまな化学反応を起こします。

たとえば、リンゴを長く空気にさらしていると、赤茶色に変色して、味が落ちるのも酸素のしわざ。また、鉄も長期間、手入れもしないまま放置していると、赤茶色に劣化し、やがてボロボロになります。こうした酸素による劣化を酸化といいます。

とはいえ、酸素は特殊な分子構造をしているため、他の物質とただちに反応して、即座に劣化させるというスピードはありません。

ところが、呼吸で肺から取り込まれ、組織に運ばれた酸素は、ごく一部が、生体内の穏やかな条件下で反応してしまう不安定な形に変質します。

この不安定な酸素種こそが、第2章でもお話しした「活性酸素種」です。

活性酸素種は分子構造が不安定な分、他の物質と速やかに反応して安定しようとする性質があります。それによって反応された物質は変質し、もとの働きができないほど老化します。このことを「酸化障害」と呼びます。

活性酸素種の母体は酸素です。酸素を大量に消費するミトコンドリアでは必然的に活性酸素種が発生します。実際、体内の酸素の90パーセント以上がミトコンドリアで消費されていきます。ミトコンドリアの最も重要な機能は、酸素を使ってATP（エネルギー物質）をつくることですが、その過程で消費されていく酸素の０・１〜２パーセントが活性酸素種に変質します。これは、私たちが生きている以上、避けられないことです。

しかも、活性酸素種の発生量は、老齢動物ほど増加するという報告があります。これには、ミトコンドリアの老化が深く関与しています。ミトコンドリアが老化するほど、発生する活性酸素種の量も多くなってしまうのです。

ミトコンドリアが発生させる活性酸素種は、ミトコンドリア自身も障害します。損傷したミトコンドリアからはいっそう多くの活性酸素種が発生し、それがさらに障害を大きくするという悪循環が生じてしまいます。

さらに、活性酸素種は外因的な要因でも発生します。放射線や紫外線を浴びたり、化学物質や汚染物質、酸化された食べ物を体内に取り込んだりしたときにも活性酸素種は発生します。

また、食べ過ぎやお酒の飲み過ぎ、喫煙、ストレスなども発生の原因になります。ウイルスや細菌などの病原体に感染した際にも、体内では大量の活性酸素種が発生しています。

これらの外的要因は、体内で炎症を引き起こします。その炎症もまた、活性酸素種を発生させる原因となります。

とはいえ、体内で発生する活性酸素種のうち、90パーセント以上がミトコンドリア由来。活性酸素種の発生量を減らすには、外的要因を日常生活から減らすことも大事ですが、それ以上に重要になるのが、ミトコンドリアの若返りなのです。

百寿者になる条件は「脳の若々しさ」

現在、百寿者の研究がさかんに行われています。慶應義塾大学には、百寿者の研究に特化した百寿総合研究センターが設けられているほどです。同センターの研究者たちは、１００歳以上の人たちのサンプルをさまざまに解析し、論文を発表しています。おかげで、私たちは健康長寿の秘訣を知ることが可能となっています。

１００歳を超えてなお元気な人たちには、共通点があります。認知機能が良好なのです。こんな研究が行われています。１００歳以上長生きした人の、１００歳の時点での認知機能を比較調査しました。すると、１００歳代で亡くなった人より、１１０歳以上生きた人のほうが、認知機能テストの点数が高かったそうです。

つまり、１１０歳以上生きたいならば、今から認知機能を高めておくことが重要な条件となります。

そのためには、何が必要でしょうか。

人生100年時代の到来（100歳以上高齢者の年次推移）

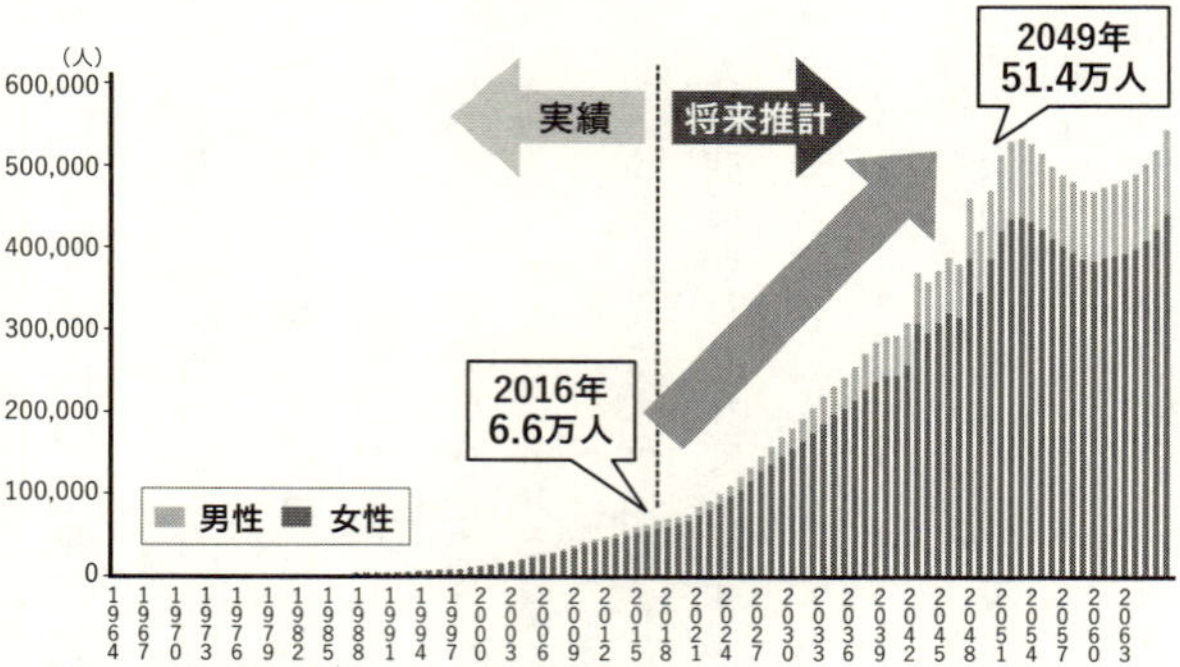

出典：厚生労働省「男女別百歳以上高齢者数の年次推移」、国立社会保障・人口問題研究所「日本の将来推計人口（平成29年4月推計）」

大事なのは、脳細胞を劣化させないことです。脳の神経細胞には、とくに多くのミトコンドリアが存在しています。脳はそれだけエネルギー需要が大きいのです。ただし、ミトコンドリアの数が多いということは、活性酸素種が発生しやすい、ということ。脳の神経細胞は常に活性酸素種にさらされているといえます。

しかも脳は、全体の重量の約60パーセントが脂質です。神経細胞の保護、信号伝達の効率化、エネルギー供給、細胞の柔軟性の維持など、脂質は脳の健康と正常な働きを支えています。

ところが一方で、脂質には「酸化しやす

い」という性質があります。ミトコンドリアから発生した活性酸素種が、脳の脂質をどんどん酸化し、変性させてしまうのです。

こうなると、認知機能が低下します。これを放置していては、健康寿命を延ばせません。そこで必要になってくるのが、脳内の活性酸素種を消去するとともに、ミトコンドリアを若返らせていく方法です。

今後、１００歳以上の人はますます増えていくと予想されています。２０５０年頃には、１００歳以上の人が50万人を超えると見込まれています。これだけ多くの方が長生きするのは喜ばしいことですが、ただ長生きするだけでなく、健康であることが何よりも大切です。

１００歳を超えても元気に過ごすためには、脳細胞の老化を防ぐことが重要です。そのためには、日々発生する活性酸素種をどれだけ効果的に取り除くかが、大きなカギとなってきます。

百寿者は長生きするべくして長生きしている

もう一度、90ページのグラフをご覧ください。

百寿者は、圧倒的に女性が多いことがわかります。平均寿命が長いのも女性です。なぜ、男性より女性のほうが長生きなのでしょうか。

諸説ありますが、私はミトコンドリアに注目しています。

ミトコンドリアは、独自のDNAを持っていることはお話ししました。核DNAは両親から半分ずつ遺伝するのに対して、ミトコンドリアDNAは母親のみから引き継がれます。完全な母系遺伝なのです。

男性の精子にもミトコンドリアは存在しています。ところが、受精卵になったときに、すべて排除されます。これによって、完全に母性のミトコンドリアDNAだけが後世に引き継がれることになります。

ミトコンドリアは、エネルギーを産生する工場として機能し、健康と長寿のカギを握っています。このミトコンドリアが自身のDNAを継承するため、女性に強い生命力を与えているとも考えられるのです。

ここもミトコンドリアの興味深いところです。

とはいえ、男性の百寿者の方々もいます。男性が健康寿命を延ばすには、女性以上にミトコンドリアを活性化させる方法を自ら強く意識する必要があるかもしれません。

とくに病気は、人の寿命を縮めます。

実際、百寿者の病歴を見ると、脳卒中、がん、糖尿病の発症率が低いことがわかります。いずれも、細胞の老化を進行させる病気です。

このうち、脳卒中と糖尿病は、動脈硬化と深くかかわっています。

動脈硬化とは、動脈の壁が厚くなり、硬くなって弾力性を失う状態を指します。これが進行すると、脳卒中や心臓病などを引き起こすリスクが高まります。また、糖尿病は動脈硬化を促進する要因となります。

動脈硬化は、加齢とともに進行し、70代、80代、90代と高齢になるほど、発症している人の割合は高くなります。90代の人は80パーセント以上が動脈硬化を抱えています。

しかし、百寿者になると、動脈硬化の発症率が60パーセント弱まで減ります。これは、

80代の人と同じくらいの割合です。つまり、100歳以上長生きする人は、動脈硬化を発症していないか、進行が非常にゆっくりであると考えられます。百寿者は血管年齢も若いのです。

結論として、百寿者は、まさに長生きするべくして長生きしている、ということです。

ちなみに、動脈硬化は、環境要因が進行と深くかかわっています。肥満、生活習慣、脂質異常症、高ホモシステイン血症、炎症、喫煙、高血圧、過剰な飲酒、酸化ストレス、糖尿病などがあると、進行しやすくなります。

これらはすべて、ミトコンドリアに機能障害を起こさせる要因です。機能障害を起こしたミトコンドリアからは活性酸素種が多く発生します。その活性酸素種がミトコンドリアを老化させ、細胞の老化を引き起こします。

老化細胞が増加すると、免疫細胞がこれを排除するために、情報を伝達するための「サイトカイン」というタンパク質を発します。サイトカインには多くの種類があり、その中には炎症を引き起こすものがあります。

炎症は、感染や損傷に対する身体の防御反応であり、病気と闘ったり、損傷を修復したりするために必要なものです。

しかし、炎症が慢性的に続いてしまうと、身体を著しく老化させます。たとえば、痛

百寿者は病気も動脈硬化も起こしにくい

百寿者の病歴（%）

疾患名	全体	男性	女性
高血圧	63.6	61.5	64.1
骨折	46.4	24.6	52.3
白内障	46.4	40.0	48.1
心疾患	28.8	26.2	29.5
呼吸器疾患	20.9	24.6	19.0
脳卒中	15.9	23.1	13.9
がん	9.9	18.5	7.6
糖尿病	6.0	4.6	6.3

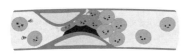

動脈硬化の発生率

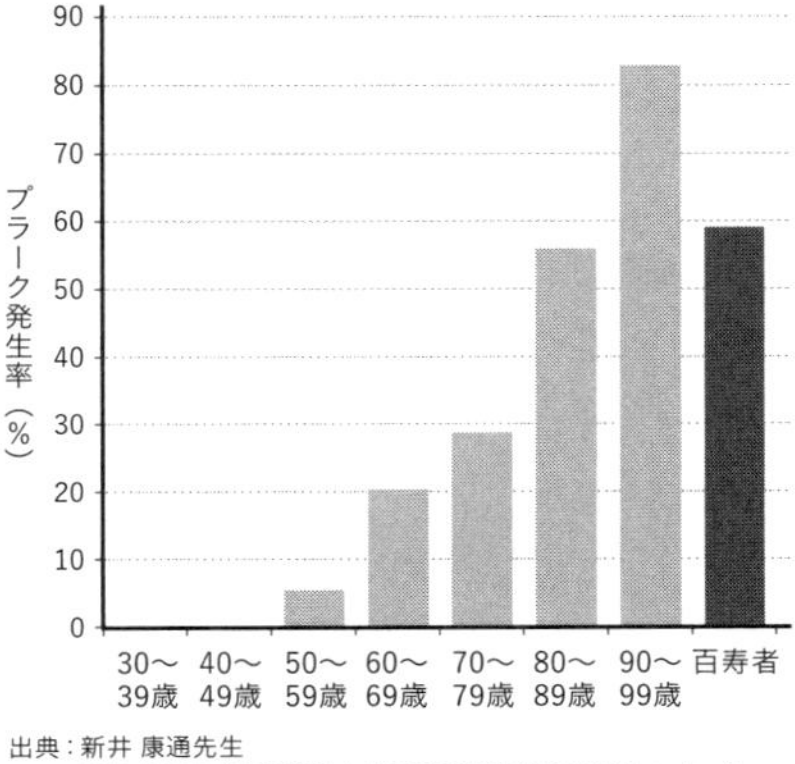

出典：新井 康通先生
百寿者研究（慶應義塾大学医学部百寿総合研究センター）

み も 炎症の現れです。どこかに痛みを感じていると、意欲も落ち、QOL（生活の質）も低下します。こうなると、健康寿命が短縮されます。

一方で、百寿者の体内では炎症が少ないことも報告されています。炎症がない、ということは、心身を健康に保てるということです。やはり百寿者の方々は、長生きするべくして長生きしているのです。

「高血糖の記憶」を体内に残さない

健康長寿のためには、糖質のとり方にも配慮することが大事です。糖質とは、炭水化物から食物繊維を除いたものの総称。ブドウ糖の他、果糖、ショ糖、乳糖、デンプン、グリコーゲンなどがあります。主食などの炭水化物やスイーツ、スナック菓子などに多く含まれます。

「終末糖化産物（AGEs《エージーイーズ》）」という言葉を聞いたことがあるでしょうか。現在、老化を促進させる原因物質として注目を集めています。

ＡＧＥｓとは、ブドウ糖が過剰にこびりついて本来の機能を失ったタンパク質のこと。この変性タンパク質も、細胞や臓器に炎症を起こし、老化を加速させる要因になっています。

糖質は、体内でブドウ糖に分解されます。ブドウ糖はエネルギー源として体内で重要な役割を果たしますが、飽食の時代である現代では、肥満や糖尿病など生活習慣病の原因となりやすく、しかも体内のタンパク質を変性させる原因となります。

その変性は、皮膚にも起こります。糖質の過剰摂取も、見た目を老化させる一因になるということです。

さらに、動脈硬化や椎間板ヘルニア、骨粗しょう症、膝に痛みを起こす変形性関節炎などにも、ＡＧＥｓが関与しているとされています。さらに、アキレス腱も硬く、切れやすくしてしまいます。これらが高齢者に起こると、寝たきりになる可能性が高まります。

そして何より、ＡＧＥｓは活性酸素種を発生させます。それによって、ミトコンドリアの機能不全を引き起こす原因になってしまうのです。

では、ＡＧＥｓを体内に発生させないためには、どうするとよいでしょうか。

これに対する問題の解決は、一見簡単そうです。糖質の過剰摂取をやめればよいだけだからです。

ところが現実には、それが難しい。「高血糖の記憶」という現象があります。一定期間以上、高血糖にさらされたという記憶が体内に残ってしまうと、その後、血糖値を下げる治療を行っても、高血糖の影響が長期にわたって続いてしまうのです。

実際、ＡＧＥｓがひとたび発生すると、血管壁や細胞などのタンパク質に沈着します。いったん発生したＡＧＥｓは、排出するのが難しいという性質があります。そして、その場所に留まり、活性酸素種を生み出し、身体を老化させ続けるのです。

しかも、高血糖の記憶が体内にあると、血糖値が下がってくる頃、身体が糖質を欲するようになります。「甘い物を食べたい」「炭水化物を食べたい」との欲求が高まるのです。

その欲求に負けて糖質を過剰摂取すると、高血糖の記憶が再び刻まれることになる、という負のループに入り込みます。こうなると、ご自身でよほどの覚悟を決めない限り、糖質依存から抜け出すことは難しくなります。

現在は、テレビをつけると、グルメ情報が満載です。そうしたもののほとんどが、糖質過多の料理や食品です。ラーメン、餃子、寿司、丼物、パスタ、パン、アイスクリーム、スイーツなど、タレントさんがおいしそうに食べているると、「いいな、食べたいな」とつい思うでしょう。それにのせられて、糖質過多の食事やスイーツをとってしまうと、体内ではＡＧＥｓが発生し、老化を進めせることになります。健康に長生きしたいならば、グルメ番組には要注意です。

内臓脂肪は肝臓や心臓、筋肉にまで入り込む

肥満も、ミトコンドリアの機能不全を起こし、老化を促進する原因です。

脂肪が身体に悪いことは、昔からいわれてきたことです。ですから、肥満が健康長寿

の妨げになることは、みなさんもよくご存じでしょう。

脂肪には、皮下脂肪と内臓脂肪があります。このうち、健康を害する原因となるのは、主に内臓脂肪です。

とはいえ、身体が内臓脂肪を蓄えるのも、それが生命の維持に必要な一面があるからです。内臓脂肪は腹部と臓器の周りに蓄積される脂肪で、よく「貯金」に例えられます。身体が必要に応じてエネルギーをいつでも引き出せるよう、蓄えているのが内臓脂肪。他にも、ホルモンの分泌や臓器の保護、免疫の調整などの働きを担っています。

内臓脂肪が問題になるのは、増え過ぎたときです。内臓脂肪が多過ぎる状態は、身体にとって異常事態で、免疫細胞が炎症性のサイトカインを出したり、活性酸素種を発生させたりします。肥満の人が年齢以上に老けて見えるのは、単に貫禄があるからだけでなく、炎症や活性酸素種によって老化が日々促進しているためです。

とくによくないのは、「異所性の脂肪沈着」。本来は脂肪が蓄積されるはずのない臓器や組織に、過剰な脂肪が沈着することです。具体的には、肝臓、心臓、すい臓、筋肉などに脂肪が入り込んで蓄えられます。

こうなると、その臓器や組織は、正常な働きができずに病気が起こってきます。たとえば、肝臓に脂肪が蓄積すると、肝機能が低下し、最終的には肝硬変や肝臓がんに進行するリスクが高まります。また、心臓に脂肪が蓄積すれば、心血管疾患が引き起こされますし、すい臓に脂肪がたまるとインスリンの分泌が障害されて、糖尿病へとつながりやすくなります。

さらに、筋肉に脂肪が沈着してしまうと、どうなるでしょうか。

筋肉は大量のエネルギーを産生する場所です。筋肉でのエネルギー産生も、その細胞内にあるミトコンドリアで行われます。しかし、脂肪に邪魔されると、ミトコンドリアの機能が障害されます。ミトコンドリアが機能不全に陥れば、エネルギーの産生力が低下し、身体はますます太り、老化が進行することになります。このことを「不健康な老化」とも呼びます。

では、「健康的な老化」と呼ばれる状態もあるのでしょうか。答えはイエスです。

筋肉を動かすことによって、筋肉内の脂肪沈着が減ります。それによってミトコンドリアの機能が改善していくと、筋肉の状態は若返っていきます。すると、エネルギーの産生量が増え、何歳になってもイキイキと元気に活動できます。この状態が「健康的な老化」です。

簡単にいえば、加齢にともなう老化は起こっているものの、歩いたり運動したりすることに何の障害もない状態です。この「健康的な老化」を築くためにも、ミトコンドリアの機能の改善こそが不可欠です。

このように、老化にともなうあらゆる問題解決の根本には、ミトコンドリアの働きがあるのです。

人体にはゴミを掃除するシステムがある

活性酸素種によって変性したタンパク質や脂質、ミトコンドリア、そしてＤＮＡなどは、体内にそのままあり続けるわけではありません。

人体には「オートファジー」という機能が備わっているからです。

ギリシャ語で「オート」とは「自己」、「ファジー」とは「食べる」という意味。オートファジーとは、細胞に備わっている分解機能のことで、いわば細胞のリサイクルの仕組み。簡単にいえば「細胞が自分の力で自分を新品にする若返り機能」と表現できます。

このオートファジーの研究で、２０１６年、現・東京工業大学栄誉教授の大隅良典先生はノーベル生理学・医学賞を受賞されました。

私たちがいう「健康」とは、「細胞が健康で元気なこと」とイコールです。つまり「健康でありたい」と願うならば、細胞レベルで健康を考える視点が必要です。

実際、一つの細胞に不具合が起こると、いろいろな組織や器官も徐々に機能しなくなり、病気になっていきます。つまり、「病気になる」というのは、「細胞が病気になる」ということです。その病気やつらい症状を改善し、健康を取り戻していくには、老化した細胞を排除し、元気にイキイキと活動できる細胞を増やしていくこと。細胞の健康を保つには、細胞のリサイクル機能であるオートファジーが健全に行われていることが欠かせないのです。

では、オートファジーが機能しなくなると、何が起こってくるでしょうか。「老化に関わる12の特徴」（24ページ）の5番目に「オートファジーの無効化」とあります。たとえば、ゴミに埋もれた暮らしでは人が健康的な心身を保てないのと同じように、細胞も正常な活動ができなくなります。これによって、老化のプロセスが加速します。

注目すべきは、オートファジーが一時的に阻害されることで、がんの発生率が大幅に上昇することです。そもそもオートファジーは、腫瘍抑制メカニズムとして働いている可能性も高いのです。

さらに、オートファジーの無効化は、心筋梗塞や心不全などの心血管疾患、感染症、神経変性疾患、代謝疾患、筋骨格疾患、眼疾患、肺疾患などに幅広く関連していると見られています。

しかも、アルツハイマー型認知症やパーキンソン病などもオートファジーの無効化によって起こってくることがわかってきました。

つまり、オートファジーがきちんと働いてくれていれば、健康な細胞が体内で活躍できるものの、オートファジーが無効化してしまうとゴミ化したタンパク質や脂質、DNA、そしてミトコンドリアが蓄積し、正常な細胞の働きを阻害し、それが多くの病気の原因となっていくのです。

ミトコンドリアの品質管理機構「マイトファジー」

通常、ミトコンドリアも古くなればオートファジーによって処分されます。ちなみに、ミトコンドリアに特化したオートファジーを「マイトファジー」と呼びます。マイトファジーは、一言でいえば、ミトコンドリアの品質管理機構です。

このマイトファジーによって、老化したミトコンドリアは排除され、常に新しく健康なミトコンドリアが機能していることが、健康な状態です。

しかし、マイトファジーが稼働しなくなると、老化したミトコンドリアが居座ってしまい、活性酸素種を必要以上に発生させる一方で、エネルギーを十分に産生できなくなります。こうなると、心身の老化がいっきに進んでいくことになります。

ちなみに、受精卵になると精子のミトコンドリアがすべて排除されることを前述しました。これも、マイトファジーの働きによるものです。卵子に侵入した父性ミトコンドリアは、膜に囲まれて隔離され、分解されてしまうのです。

ただし、父性のミトコンドリアが排除される仕組みは、生物によって異なります。たとえば、メダカやショウジョウバエなどは精子の中にあるときからマイトファジーによってミトコンドリアの分解が始まります。

チャイニーズハムスターは、受精して精子が卵子に侵入する際、父性ミトコンドリアは中にも入れてもらえず、ブロックされます。

一方、人間の父性ミトコンドリアは、卵子に侵入したのちに分解して排除されることになります。

さらに、2022年『Nature（ネイチャー）』に発表された論文によると、「細胞分裂の回数券」であるテロメアとミトコンドリアは相互に作用しているとのことです。テロメアが短縮して機能不全になると、ミトコンドリアに信号を送ります。この信号を受け取ると、ミトコンドリアがその細胞を破壊します。テロメアは、細胞核の中にあるDNAを守る保護機能でもあります。その保護ができなくなると、核の周りに何百個と存在するミトコンドリアに信号を送って、その細胞そのものを破壊するよう促している、ということです。

これもすごい生命の神秘といえるのでしょう。

「水素ガス吸入療法」で救命率が向上する

細胞やミトコンドリア、DNAを劣化させ、ゴミ化させてしまうのは、主に活性酸素種です。細胞レベル、ミトコンドリアレベルから若返りを図っていくには、活性酸素種に対して策を講じることが大事になります。

では、活性酸素種が引き起こす老化に対して、私たちはどんなことができるのでしょうか。

私が最も効果的と考えているのは、「水素ガス吸入療法」です。これが「アンチエイジング3本の矢」のうちの二つ目です。水素を吸うことで、ミトコンドリアが引き起こす負の影響が取り除かれ、結果、私たちは多くのプラスの効果を得ることができます。

実は、私が水素の効果に魅了されたのには、きっかけがありました。

2022年3月に、NHKのニュース番組で「水素を加えた酸素投与で救命率が向上する」という報道を目にしました。

慶應義塾大学医学部と東京歯科大学の研究で、病院外で心停止になり救急搬送された患者さんに対して、意識が回復しない状態で水素を吸わせると、死亡率が低下し、その後の意識回復時にも後遺症がなく、社会復帰の可能性が高まることがわかりました。この調査は、国内の15の施設で行われています。

心臓の動きが停止すると、その間、脳にも血液が行き渡らず、重大なダメージを負うことになります。それによって、意識が回復しないまま亡くなったり、重い後遺症が生じるケースが多くなります。

この心臓が止まっている時間、脳内も含めて体内では大量の活性酸素種が発生しています。しかも、心肺蘇生がうまくいき血流が再び戻ったときや、患者さんに酸素を吸わせているとき、体内に酸素がいっきに入ってくることによっても、活性酸素種が大量に発生してしまうのです。

ところが、酸素と一緒に水素も吸わせると、酸素だけを吸わせたケースより、明らかによい結果が得られたということです。

具体的には、90日後の生存率は、従来の治療法では61パーセントなのに対し、水素ガス吸入療法を同時に行うと85パーセントに上昇。しかも、後遺症を起こさずに回復できた人の割合は、21パーセントにもなりました。

もう一つ、水素ガス吸入療法には大きなメリットがあります。通常、生命維持にかかわるような強い作用をもたらす薬を使用すると、そのぶん、副作用も現れやすくなります。しかし、水素ガス吸入療法では、副作用がまったく現れなかったのです。

水素は「悪玉活性酸素」のみを狙い撃つ

では、水素の何がこれほどの効果をもたらすのでしょうか。

水素は、酸素と結びつくと水になります。私たちの体内でも同じように、水素は特定の有害な活性酸素種と結びついて水となります。それによって、その酸化力を無毒化できるのです。

ただし、水素が結合するのは、すべての活性酸素種ではありません。活性酸素種には、「スーパーオキシドアニオンラジカル（スーパーオキシド）」「過酸化水素」「一重項酸素」、そして「ヒドロキシルラジカル」があります。

実は、「活性酸素種」と一言でいっても、すべてが私たちの身体に悪さをしているわけではないのです。

活性酸素種には、身体に必要な働きをする「善玉」と、身体にダメージを与える「悪玉」があります。

前述の4つの活性酸素種のうち、「スーパーオキシドアニオンラジカル（スーパーオキシド）」「過酸化水素」「一重項酸素」は、「善玉活性酸素」です。これらは、免疫の働きの一部として働く、人体に有効な物質です。細菌やウイルスなどの病原体やがん細胞などの異物と闘う際、免疫細胞はこれらの活性酸素種を発して敵を倒します。さらに、生体内の情報伝達や遺伝子発現の調節にもかかわっています。

一方、身体にとって害となるのは、「ヒドロキシルラジカル」のみ。この活性酸素種を「悪玉活性酸素」と呼びます。

悪玉活性酸素は、きわめて強力な酸化力で、身体にダメージを与えます。細胞やミトコンドリアを損傷し、老化させるのは、この悪玉活性酸素です。

水素の働きがすごいのは、この悪玉活性酸素のみを狙い撃ちするように中和し、除去していくことです。このことは、実験によって確認されています。水素を吸入しても、善玉活性酸素の量には変化がほぼ起こらないのに対して、悪玉活性酸素は明らかに量を減らすのです。

悪玉活性酸素を消すことができれば、ミトコンドリアを直接傷つけるものはなくなります。よって、ミトコンドリアは機能を若々しく保ち、エネルギーの産生効率を高めることが可能になるのです。

これほどの素晴らしい作用をもたらす水素ガス吸入療法が、現在のところ、医療界にはなかなか広がっていきません。

私は日本抗加齢医学会に加入し、アンチエイジングに関する情報を日々集めています。ＮＭＮに関する論文は、読むのが追いつかないほど次々に発表されるのに対し、水素に関する報告はほとんど聞かれないのです。

これは何を意味するでしょうか。医療の源ともいえる医師が注目していないということは、水素ガス吸入療法を必要とする人のもとに、情報が届きにくい状態にある、ということです。私はこの流れを変えたい。

実は、この本を書くことを決めた大きなきっかけは、水素ガス吸入療法を多くの人たちに伝えたいからでもあるのです。

水素は身体でどのように働くのか

抗酸化力が高い物質は、水素だけではありません。

ビタミンＣやビタミンＥなども、活性酸素を除去する働きがあります。

ところが、これらの物質は悪玉活性酸素も消しますが、善玉活性酸素も消去する作用があります。

一方、前述したように、水素は善玉活性酸素には働かず、悪玉活性酸素のみを消去します。まるで狙い撃ちするかのように、悪玉活性酸素のみ消してくれるのです。そのため、免疫力を低下させる心配もないまま、ミトコンドリアのみを活性化していくことができます。

では、水素ガス吸入療法を行うと、水素はどのように体内に広がっていくのでしょうか。

水素を吸うとまず肺に入って動脈に流れていきます。そして毛細血管に入り込み、各細胞に届けられ、細胞内外の悪玉活性酸素を消去します。

一方で、水素は拡散性が非常に高いという特性があります。よって、鼻から吸い込むと、体内にサーッと拡散されます。そうして水素は身体中に広がります。

つまり、水素は血流に乗って全身に行き渡っていく一方で、血流がなくても体内に拡散していくのです。


なお、水素の拡散性は、分子の小ささにあります。水素分子の大きさは、ミトコンドリアのわずか1万分の1。水素は、自然界で最小の分子なのです。それゆえに、どこにでも自由自在に届き、その部分にいる悪玉活性酸素を消去していきます。

しかも、水素は水と脂質の両方に溶け込む性質を持っています。

これらの特性により、水素は脂質の多い細胞膜や、水分の多い細胞内外に自由自在に出入りし、悪玉活性酸素の消去に働きかけていくことができます。

何より素晴らしいのは、ミトコンドリアの内部にまでスムーズに入り込んでいけること。これによって、ミトコンドリア内で発生した悪玉活性酸素を速やかに消去できるのです。

一方、食事から摂取したビタミンCやビタミンEなどの抗酸化物質は、粒子が水素よりずっと大きい。しかも、ビタミンCなどの水溶性の物質は、脂質の多い細胞膜には入れませんし、ビタミンEなどの脂溶性の物質は、水分の多い細胞内外では働けません。

こうしたことから、水素はミトコンドリア内の悪玉活性酸素まで消去できる、唯一の物質ともいうことができるのです。


しかも、水素は脳内にも速やかに到達し、悪玉活性酸素の除去に働きます。

脳には「血液脳関門」と呼ばれる物質輸送の関所があります。どんなに優れた栄養素であっても、この関所を通過できなければ脳には届けられません。ビタミンCは血液脳関門を通過して脳に到達しますが、ビタミンEは血液脳関門を通過するのが難しいとされています。このように、抗酸化物質の中には脳で働けないものも多くあります。

一方の水素は、粒子の小ささ、拡散性の高さによって脳にも難なく入っていきます。

そうして神経細胞やミトコンドリアの活性酸素を速やかに消し、その若返りにも働いていくのです。

この無色無臭、自然界最小分子である水素は、穏やかなガスの一種で、これまでのところ、水素による人体への細胞毒性は報告されていません。また、体温、血圧、pH、血中酸素濃度などの生理機能に直接影響を与えることもありません。アンチエイジングの方法としては、最も安全で効果の高い方法だと私は考えています。

ミトコンドリアが炎症を広げていく

ミトコンドリアは細胞の動力源である一方、私たちの老化の原因ともなってしまっています。理由は、悪玉活性酸素を発生させることが一つ。もう一つは、老化したミトコンドリアからは、そのＤＮＡが外に漏れ出てしまうことです。

ミトコンドリアの中には、核ＤＮＡよりもずっと短いＤＮＡがいくつも存在しています。それが細胞質に漏れ出てしまうことがあります。これは細胞にとって異常事態です。

さまざまな分解酵素が働き出して、炎症が起こってきます。

「老化に関わる12の特徴」の11番目に「慢性炎症」（28ページ）があります。

一つの細胞に炎症が生じると、周りの細胞にも炎症は広がっていきます。これは、ミトコンドリアＤＮＡが、ミトコンドリア膜だけでなく、細胞膜も透過して、外に漏れ出ていってしまうことにも原因があります。

なぜ、こんなことが起こるのでしょうか。

機能不全に陥ったミトコンドリアは、エネルギーの産生力を落とす一方で、悪玉活性酸素の産生を促します。すると、その酸化力のせいで、ミトコンドリア膜が劣化し、透過性を高めてしまうのです。

しかも、悪玉活性酸素は細胞膜も劣化させます。こうなると問題はさらに深刻です。ミトコンドリアＤＮＡが細胞膜の外にまで出ていって、炎症をどんどん広げていくことになるからです。

このように炎症は、いったん起こると、とめどなく広がっていく性質があります。

しかし、劣化したミトコンドリアが、マイトファジーによってきちんとリサイクルされたならば、ミトコンドリアDNAが細胞外に流出することはなく、炎症という大問題を起こさずにすみます。

ところが、実際にはそう簡単に問題は解決しません。なぜなら、ミトコンドリアに機能不全が生じると、マイトファジーも正確に働かなくなるためです。

それによって、細胞老化が起こります。そこからがん細胞が発生するなど、いわば病気のもとが生じることになります。

こうしたミトコンドリア機能不全を引き起こす大本こそが、悪玉活性酸素なのです。

ここを水素ガス吸入療法で抑えることができれば、細胞やミトコンドリアの老化によって起こるあらゆる問題を防ぐことが可能になるのです。

新型コロナウイルス感染症やその後遺症にも効果がある

免疫とは、一言でいえば、「病気を防ぎ、治すための防御システム」です。

ウイルスや細菌などの病原体が体内に入り込んでいないか、あるいはがん細胞などが発生していないかを、免疫をつかさどる細胞たちが身体中をパトロールし、それらの異物を見つけ次第、叩き殺していきます。

しかも、免疫力が正常に保たれていると、自然治癒力が高まります。自然治癒力とは、身体が本来持つ病気やケガを治す力のこと。免疫はその働きを支える重要なシステムです。

この大切な働きを、悪玉活性酸素は低下させます。なぜなら、悪玉活性酸素は免疫細胞も老化に導いてしまうからです。

免疫細胞が老化すれば、当然、免疫力も低下します。こうなると、新型コロナウイルス感染症やインフルエンザなどに罹患しやすくなります。高齢の人の場合、それが寿命を縮める原因にもなります。

しかし、水素ガス吸入療法によって悪玉活性酸素を消去し、機能不全に陥ったミトコンドリアにはマイトファジーを起こして、元気にイキイキと働けるようミトコンドリアを増やしていければ、免疫の働きも自ずと若返っていくと期待できます。

実際、中国では、新型コロナウイルス感染症の治療に水素ガス吸入療法をいち早くとり入れています。その時期とは、２０２０年2月。新型コロナウイルスの発生後、ただちに水素ガス吸入療法が国を挙げて治療に導入されたのです。

私のクリニックでも、現在、新型コロナウイルス感染症の後遺症の患者さんには水素ガス吸入療法を行っています。咳が長く続いていた人が、水素を吸うことで改善したというケースが多く見られています。水素は、こうした残存している炎症も抑えてくれます。

さらには、ワクチン接種による後遺症の改善にも効果を期待できると、私は考えています。

こうしたことは、ミトコンドリアの働きが活性化することで得られる効果だと考えられます。免疫細胞のミトコンドリアが活性化すると、その働きがよくなって、ウイルスを倒すとともに自然治癒力が向上するのです。

がん治療薬「オプジーボ」はなぜ「夢の薬」になれない？

免疫老化は、がんも引き起こします。

現在、日本人の2人に1人ががんを発症し、3人に1人ががんで亡くなるといわれています。

さらには、日本には現在、およそ68万人もの「がん難民」と呼ばれる方々がいます。標準治療を受けても思ったような効果を得られず、他の治療法を探しているが見つからない人たちです。そのうちの多くの人が、「もうできる治療はない。緩和ケアに移りましょう」と医師に告げられています。それはすなわち、「もう治らない」と医師に宣告されたことを意味します。

こうしたがん治療の現場において、転機となる出来事がありました。

2018年に本庶佑《ほんじょたすく》先生（京都大学特別教授）が、免疫療法薬「オプジーボ（ニボルマブ）」の研究でノーベル生理学・医学賞を受賞したのです。

このオプジーボは、当時、「夢の薬」と大変な話題になりました。

オプジーボとは一言でいうと「免疫チェックポイント阻害剤」で、簡単に薬効を説明すると、免疫のブレーキを外して免疫を活性化することです。

つまり、自分自身の免疫の力でがんを倒していくことをサポートする薬がオプジーボです。


しかし、実際にがん治療で使用されると、期待ほどの効果が得られないとの報告が続きました。その傾向は、高齢者でとくに顕著でした。第85回日本血液学会総会教育講演では、

◎非小細胞肺がん
高齢者75歳以上で奏効率が落ちる傾向にある
◎頭頸部腫瘍
高齢者75歳（65歳）以上で奏功率が落ちる傾向にある

◎腎がん
高齢者75歳以上で奏功率が落ちる傾向にある
◎膀胱がん
高齢者65歳以上と以下で差なし
◎悪性黒色腫
高齢者65歳以上と以下で差なし

と報告されています。この講演は実際に私も聴講しています。

人類をがんから救うと期待された「夢の薬」がなぜこのような状態になっているのでしょうか。

現在、この研究が進んできています。

免疫の状態は常に一定ではありません。免疫システムの中で、がんを倒す主役として働くのは、T細胞と呼ばれる免疫細胞です。

T細胞の働きは非常に強く、その攻撃力はときにがん細胞でなく、体内の細胞にも飛び火してしまうことがあります。すると、その細胞に炎症が起こり、がん細胞へと変異することが起こってきます。

よって、T細胞には、がん細胞と闘うためにアクセルをかけたり、攻撃力が強くなり過ぎないようブレーキをかけたりする機能が備わっています。

ところが、がん細胞には非常に賢いところがあり、T細胞の働きを抑え込んでブレーキがかかったままの状態にしてしまう性質を持っています。

こうなると、T細胞は思うように働けなくなります。

それによって、がん細胞は際限なく分裂し、腫瘍を大きくしていきます。

免疫チェックポイント阻害剤であるオプジーボは、がん細胞にかけられたブレーキを解除する働きがあるのです。

しかし、いくらブレーキを外したところで、T細胞がアクセルをかけられる状態にならなければ、がん細胞を倒すことはできません。

T細胞も、他の細胞と同じく老化すれば、攻撃力を失います。とくにがんとの長きにわたる闘いは、T細胞を疲弊させます。

そうだというのに、免疫チェックポイント阻害治療は、T細胞の細胞分裂を促進し、テロメアを短くし、老化させてしまう、というデメリットがあるのです。

つまり、いくらがん細胞がT細胞にかけたブレーキを外したところで、肝心のT細胞を老化させたままでは、生命力旺盛ながん細胞を殺し、腫瘍を消していくことはできないのです。

水素は最新のがん治療で活用されている

では、どうすればよいのでしょうか。重要なのは、免疫チェックポイント阻害治療を行いつつ、T細胞を若返らせていくことです。そのためには、T細胞のエネルギー産生工場であるミトコンドリアの働きを活性化させる必要があります。

ミトコンドリアの働きが活性化すれば、T細胞も正常に働くことができます。がん細胞を叩き殺しながら、体細胞には悪影響を与えない、というアクセルとブレーキを上手に使いわけられる、まさに「賢いT細胞」へと育てられるのです。

実際に、そんなことが可能でしょうか。

私は水素ガス吸入療法を用いれば可能だと考えています。水素によってミトコンドリアの働きを活性化させていけば、「賢いT細胞」を量産し、がん腫瘍に作用していけると期待できます。

もちろん、水素ガスそのものに、がん細胞を排除する作用はありません。

ただし、ミトコンドリアや免疫細胞を劣化させる悪玉活性酸素を除去することによって、元気に働くミトコンドリアを増やし、T細胞などの免疫細胞を活性化していくことができます。

つまり、水素ガス吸入療法は、ミトコンドリアレベルから免疫細胞を元気にしていく、がん治療の新たな選択肢ともなるのです。それによって自らの免疫力でがんと闘っていくことが可能になります。

これは決して夢物語ではありません。現実に、水素ガス吸入療法は、最新のがん治療法として活用する医師が増えてきています。

私のクリニックでも、がん治療中の患者さんに水素を吸ってもらっています。水素ガス吸入療法の効果には医師である私自身も驚かされることばかりです。

最近、私が最も驚いた患者さんの話をしましょう。

彼女は、まだ40代、咽頭がんの手術を受け、気管切開をしたために、喉に開けた穴から呼吸をしています。そのがんは舌に転移し、毎週のように舌にできたがんを切除していくという治療を受けていました。

少しずつとはいえ、舌にメスを入れていくわけですから、相当な痛さだったことでしょう。私のクリニックに来院されたのは、自身の免疫力をアップしてがん細胞をなんとかできないかと治療法を探した末でのことでした。

私は、水素ガス吸入療法とＮＭＮのサプリメントをすすめました。

すると３か月後、舌がんがきれいに消えたのです。彼女は、週に１～２度来院し、１時間水素ガスを吸って帰るだけ。あとは自宅でＮＭＮのサプリメントを飲む。私が行った治療法は、これだけでした。

このことに彼女はとても喜びました。舌がんが消え、痛みから解放されたのです。

一方、かかりつけ医だった大学病院の医師は、急転直下の出来事に驚き、慌て、定期のＭＲＩ検査を行うなどし、「どこかにがんが隠れているはずだ」と探し始めました。逆流性食道炎のことがあり、彼女の希望もあり、胃カメラも飲みました。しかし、がん腫瘍はどこにも見つかりませんでした。

現在、彼女は、がんの治療が何も必要なくなっています。

また、水素ガス吸入療法においては、こんな話もあります。

本書の編集者の60代前半の知人は、以前、直腸がんの手術をされたそうです。一度は人工肛門となりましたが、通常の排便ができるようになって安心した頃、今度は肺に腫瘍が見つかりました。

ＭＲＩ検査の結果、がんが疑われる腫瘍は手術が可能とわかり、その日程が組まれました。

彼は、編集者に相談しました。編集者は、水素ガス吸入療法に詳しく、自身も水素ガスを吸っています。そこで、彼も水素ガス吸入療法を始めることにしました。それから手術の直前まで、１日４時間の吸入を２週間、毎日続けました。手術前、腫瘍の正確な位置と大きさを把握するため、ＣＴ（コンピュータ断層撮影）検査が行われました。すると、その腫瘍が消えていたそうです。

水素ガス吸入療法に副作用はない

では、水素ガス吸入療法によってミトコンドリアの機能が活性化し過ぎてしまった場合、何かデメリットになることは生じるのでしょうか。

たとえば、Ｔ細胞が元気になり過ぎて体細胞を傷つけたり、活性酸素の発生量が増えたりといったことを心配する人がいるかもしれません。

しかし、こうした心配は必要ないでしょう。

ミトコンドリアには品質管理機構が備わっていて、そこには「ミトコンドリアの恒常性」も維持されるようになっているからです。恒常性とは、文字通り、生物が内部環境を一定の範囲内に保とうとする働きのことです。

具体的には、ミトコンドリアの数が増え過ぎればマイトファジーの働きで分解されます。ミトコンドリアの数とエネルギー産生との間で、バランスをとるように制御されているのです。したがって「ミトコンドリアの過剰な活性化」という状態を引き起こす心配はないといえます。

化学物質である薬は、薬効があれば、副作用もあります。薬効が大きくなれば、そのぶん、副作用も大きくなります。しかし、水素には元気なミトコンドリアを増やすという効果がある一方、副作用となるようなデメリットは現在のところ、一例も報告されていません。安心して行っていけるアンチエイジング治療なのです。

一方、水素ガス吸入療法によって期待できる効果は数多くあります。そのことを、ここまでお話ししてきましたが、他にも血流促進という効果も報告されています。

私たちの血管には、動脈、静脈の他に毛細血管があります。毛細血管は、非常に細く、髪の毛の約10分の1以下です。その細さによって、非常に小さなすき間を通り、身体の各細胞に酸素と栄養を届け、二酸化炭素や老廃物を受け取ります。

ただ、あまりに細いため、血流が滞っていると、末端の毛細血管にまで血液が届きにくくなります。すると、その部分にある細胞は、酸素と栄養が不足してしまう一方で、二酸化炭素と老廃物がたまってしまいます。これによってもミトコンドリアは十分に働けなくなり、悪玉活性酸素が発生します。

ところが、水素ガス吸入療法によって血流が促進されると、末端の毛細血管にまで血液が届くようになります。実際、指先や下まぶたなど、血液が届きにくい場所の血流が、水素ガスを1時間程度吸うことで改善することが多くのケースで確認されています。

高齢になると、下まぶたのクマが濃くなり、たるみが起こってきます。このたるみは、人の外見を老けて見せます。水素ガスを吸うことでこの部分の血流がよくなると、クマが薄くなり、たるみも改善すると期待されます。実際、私も水素ガス吸入療法を始めてみると患者さんから、

「先生、会うたびに若返っていくね」

と声をかけられるようになりました。水素ガス吸入療法は、見た目のアンチエイジングにも効果のある方法なのです。

亀が教えてくれる長生きの秘訣

私たちがアンチエイジングを考えるとき、亀の生き方が非常に参考になります。

亀は長生きの動物です。最年長の亀はジョナサンという名前のセーシェルゾウガメで、すでに190歳を超えています。80歳の誕生日に産卵をしたというガラパゴスゾウガメの記録もあります。

長生きして、高齢になっても産卵するほどの元気がある。科学者たちが亀の長生きの秘訣を研究しているものの、100パーセントは解明できていません。ただし、亀は活性酸素種に対する耐久性に優れていると考えられています。

生物の寿命と心拍数には、相関関係があると見られています。亀のようにゆっくりと動き、心拍数が少ない動物の体内では悪玉活性酸素が過剰に発生しにくいため、老化も穏やかなのでしょう。

反対に、心拍数が多くなると呼吸が増えて、体内に入ってくる酸素の量も多くなります。そうなると、悪玉活性酸素の発生量も多くなり、老化や病気の原因になって寿命が短くなります。

もともと心拍数が多い動物は短命で、心拍数の少ない動物は長命といわれてきました。心拍数が多い動物は、心臓が早く老化してしまうためです。また、心拍数が少ないということは、もともと低酸素に強い身体をしていて、それゆえに悪玉活性酸素の発生量が少なく、細胞老化を起こしにくい、とも考えることができます。

つまり、健康長寿を妨げる最大の原因は、悪玉活性酸素であることを、長寿の亀たちは私たちに教えてくれています。

水素ガス吸入療法によって、悪玉活性酸素を消去できれば、生涯現役の百寿者になることも夢ではないのです。

私の患者さんに77歳の男性がいます。彼は糖尿病の既往歴があり、ツイミーグを服用しています。そこに加えて、水素ガスを吸いに頻繁に通院しています。行っていた治療はそれだけです。すると半年後、髪の毛が黒くなってきました。根元が黒く、もともと生えていた部分は白い。こんな逆転現象が起こっています。

ツイミーグは糖尿病の治療薬ですが、前述したように、ミトコンドリアを活性化させる作用があります。そこに水素ガス吸入療法を加えたことで、頭皮の細胞が若返り、黒い髪の毛をつくれるほど元気になったのでしょう。

人体は、生命の働きに直結するような、より重要な部分から酸素や栄養を回すように働きます。これは、生命を維持するために備わった人体の働きです。頭皮の細胞は、生命維持から最も離れた部分。ここが若返ったということは、内臓の細胞も若返っていることを表す、と推測できます。

これからの超高齢社会においては、水素をいかに活用して健康に長生きするかが重要な選択肢になっていきます。

では、水素ガス吸入療法を行うためにはどうしたらよいのでしょうか。

方法は、三つです。水素ガス吸入療法を行っている医療機関やサロンを探して通う方法が一つ目です。

二つ目は、水素ガス吸入機を購入して、自宅で行う方法です。現在、インターネットを検索すると、さまざまな機種が販売されています。ただし、機械によって吸入できる水素量はまるで違います。購入する際には、水素ガスの発生量が多く、濃度も高い、信頼できる機械をしっかりと選びましょう。なお、メンテナンスをきちんと行ってくれるメーカーかどうかも、判断のポイントに入れることをおすすめします。

水素の発生量が多い機械は、高額になります。とはいえ、1台買えば、家族みんなで水素を吸えますし、何時間でも吸入できます。睡眠中も吸い続けられます。ミトコンドリアレベルから若返っていくためと考えれば、医師である私自身から見ると、よい投資ではないかと思います。

三つ目は、水素ガス吸入機をレンタルする方法です。私の患者さんにも、当クリニックで使っている水素ガス吸入機に準ずる家庭用の機械をレンタルしている人もいます。

なお、あくまでも参考までに、私のクリニックで使用している水素ガス吸入機を紹介します。

◎ハイセルベーターET100（株式会社ヘリックスジャパン）

1分間に約1200ミリリットルの水素を発生。水素発生量は業界トップクラス。

◎ハイセルベーターPF72（株式会社ヘリックスジャパン）

1分間に約850ミリリットルの水素を発生。室内で移動しやすく家庭で使用するには最適。

第４章　アンチエイジング第３の矢「５－ＡＬＡ（ファイブアラ）」

～日々のパフォーマンスを高める～

生命の根源物質「5-ALA」

私が提唱する「アンチエイジング3本の矢」の3本目は、「5-ALA（ファイブアラ）」です。

この5-ALAとは通称で、正式には「5-アミノレブリン酸」といいます。私自身の毎日のルーティンは、朝はNMNと一緒に5-ALAのサプリメントを飲み、夜は5-ALA含有の基礎化粧品を使って肌からもこの成分をとり込んでいます。

5-ALAは、もともと私たちの体内で自然に生成されるアミノ酸の一種です。約36億年前の原始地球で、生命の誕生に関与しており、生物の生命維持に欠かせない物質であることから「生命の根源物質」とも呼ばれています。

では、私たちの体内で、5-ALAはどのような働きをしているのでしょうか。

実は、血液中のヘモグロビンの原材料となっています。ヘモグロビンは、ご存じの通り、赤血球に含まれるタンパク質で、主に酸素を運搬する役割があります。

ヘモグロビンは、「ヘム」という分子と、「グロビン」というタンパク質から成り立ちます。５-ＡＬＡはこのヘムの物質のもとになります。

ヘムは、８個の５-ＡＬＡが合わさってできていて、その中心には鉄イオンが存在します。このヘムが、周囲の環境に応じて、酸素と結合したり離れたりすることで、身体のすみずみまで酸素を届けているのです。

つまり、血液が身体のすみずみまで酸素を届けることができるのは、ヘムの働きのおかげであり、そのヘムをつくっているのが５-ＡＬＡです。

ところが、５-ＡＬＡの体内量は、17歳をピークに減少し、50～60代になると、かなり減少してしまいます。80代以降になると、その現象はさらに顕著です。このことが、基礎代謝の低下やホルモンバランスの乱れなど、さまざまな老化現象を引き起こしていきます。

ちなみに、５-ＡＬＡは植物にも存在します。こちらは、葉緑素の材料となっていいます。光合成によってエネルギーを産生する際に、5－ALAが使用されています。つまり、植物にとっても、自らが成長するエネルギーの産生に欠かせない物質なのです。

実際、こんな試験が行われています。5－ALA入りの液体肥料を与えたポインセチアと、それを使っていないポインセチアを、マイナス2度という環境に置きました。すると、5－ALA入りの液体肥料を与えていないポインセチアは萎《しお》れてしまったのに対し、それを使用したポインセチアは、イキイキと元気なままだったのです。

5－ALAは食品にも含まれている

5－ALAは健康・活力・美容の面でさまざまな有用性が期待されています。

なぜなら、5－ALAにも、ミトコンドリアにおけるエネルギー産生を活性化する働きがあるからです。

5－ALAはヘムの材料になるだけではありません。ミトコンドリアの内部で、エネルギーを産生する働きにおいて5－ALAの代謝産物が使われているのです。

そのため、５－ＡＬＡが不足すると、ミトコンドリア内の電子伝達系が思うように稼働せず、エネルギーの産生効率が著しく落ちることになります。

つまり、加齢とともにミトコンドリアの働きが落ちる原因の一つが、この５－ＡＬＡの減少にもあったということです。

反対に、５－ＡＬＡを摂取することによってその体内量を増やし、ミトコンドリアにおけるエネルギー産生量を増やすことができれば、基礎代謝が向上し、私たちはイキイキと元気に活力を持って暮らすことができます。同時に、ミトコンドリアが元気になることで、あらゆる老化現象を改善していけると期待できるのです。

では、どうすると５－ＡＬＡを摂取できるでしょうか。

５－ＡＬＡは発酵食品に多く存在しています。とくに多いのは、ワインや日本酒、黒酢などです。醤油や納豆にも含まれます。

また、ほうれん草やピーマン、バナナ、イカ、タコなどの食品にも含まれています。

こうした食べ物を日々摂ることで、５－ＡＬＡを摂取できます。

食品中の5-ALAの含有量

分類	食品	含有量
植物性食品	ほうれん草	0.138mg/kg*
植物性食品	ピーマン	0.181mg/kg
植物性食品	トマト	0.098mg/kg
植物性食品	しいたけ	0.05～0.45mg/kg
植物性食品	じゃがいも	0.07～0.09mg/kg
植物性食品	バナナ	0.316mg/kg
植物性食品	巨峰	0.136mg/kg
植物性食品	大豆	0.05～0.07mg/kg

分類	食品	含有量
植物性食品	イカ	0.384mg/kg*
植物性食品	タコ	0.784mg/kg
植物性食品	牛ひき肉	0.098mg/kg
発酵食品	ワイン	1.1～1.73mg/kg*
発酵食品	日本酒	0.7～3.53mg/kg
発酵食品	黒酢	1.5mg/kg
発酵食品	醤油	0.22mg/kg
発酵食品	納豆	0.25mg/kg

＊含有量は抽出方法によって異なる。
『5-アミノレブリン酸の科学と医学応用』（東京化学同人）を一部改編

5-ALA 10mgを食品から摂るには

ほうれん草	トマト	黒酢	納豆	ワイン
約**41**kg以上	約**58**kg以上	約**3.8**kg以上	約**23**kg以上	約**3.3**kg以上

※5-アミノレブリン酸塩として換算

ただし、これらの食品に含まれる5-ALAの量では、体内のすべてのミトコンドリアを活性化するには十分ではないのが現実です。5-ALAを10mg、食品から摂るには、ワインであれば約3・3kg以上、黒酢であれば約3・8kg以上、納豆であれば約23kg以上、ほうれん草であれば約41kg以上も摂取する必要があります。

さまざまな食品から５－ＡＬＡを摂っていったとしても、この量を食事のみで摂るのは現実的に難しいといえます。

サプリメント摂取量の目安と選び方

５－ＡＬＡ研究会という研究機関があります。５－ＡＬＡの最新情報を発信し、人々の健康に寄与することを目的に設立されました。その発表によれば、摂取量によって次のような効果を期待できるとのことです。

〈摂取目安量〉　15㎎
〈機能〉　・高めの血糖値の正常化
・抗酸化力の向上（運動時）
〈改善する対象〉　血中の数値

〈摂取目安量〉　～50mg

〈機能〉

・仕事による疲労感の改善

・更年期男性の自覚症状の改善

・睡眠の質の改善

〈改善する対象〉　体感・感覚

〈摂取目安量〉　～100mg

〈機能〉

・運動量や運動効率の増進

・うつ症状の緩和

〈改善する対象〉　パフォーマンス

そこで私は、5-ALAを1日に50～100mg摂取するように患者さんにおすすめしています。体内のミトコンドリア活性を総じて高めていくには、これだけの量が必要と推測できるからです。こうなってくると、食事から十分な量を摂っていくのは不可能であり、サプリメントでの摂取が必要になってきます。

私のクリニックで扱っている５－ＡＬＡの価格を参考までにお伝えすると、１本に３か月分入っていますが、１か月分に換算すると５０００円程度です。効果を得るためには、５－ＡＬＡの純度が高く、不純物は少ない、品質のよいものを選ぶことが大事になります。購入される場合には、よく吟味されることをおすすめします。

新型コロナウイルスの増殖を１００パーセント止めた！

私が５－ＡＬＡに注目したのは、コロナ禍でした。

２０２１年2月8日に国際学術誌『Biochemical and Biophysical Research Communications』に掲載された、長崎大学とネオファーマジャパン株式会社による研究チームが発表した「発酵食品に多く含まれる成分に、新型コロナウイルスの増殖抑制を期待できる」という内容の記事を読んだことがきっかけでした。

この発表によれば、人の細胞に感染させた新型コロナウイルスに、一定濃度以上の5−ALAを投与したところ、ウイルスの増殖が100パーセント阻害されたことが確認されたとのことです。これは試験管内での実験ですが、5−ALAにはウイルスの増殖を完全に止める働きがあることが示されたことになります。

それまでは、新型コロナウイルス感染症の薬として、ウイルスの受容体と人の細胞との結合を阻害する薬の開発が多く行われていました。一方、5−ALAは、ウイルスの増殖そのものを止めることで感染を防ぐ新しいタイプの薬として、研究開発が行われたのです。しかも、5−ALAはもともと生体内でも合成される天然のアミノ酸であり、人類にとって食経験が豊富な成分でもあります。安全性の高い物質であることは確認されています。

なお、5−ALAの服用によって新型コロナウイルスの感染が抑制されたことが、実験によっても証明されています。その抑制率は、5−ALAの濃度が高いほど上昇することも示されています。

そこで、私も自らの身体を使って、実際に試してみることにしました。コロナ禍、５－ＡＬＡのサプリメントを取り寄せ、１日に50㎎（今では毎日１００㎎）を服用したのです。

結果、新型コロナウイルスに感染した患者さんを治療してきましたが、自身では一度も感染したことがありません。感染したかもしれないというときも、自分でも驚くほど軽くすみました。イソジンうがいの効果もありますが、何より、特徴的な症状である喉の痛みがほとんどなかったのです。

この経験によって、私は５－ＡＬＡに対する関心が高まり、いろいろな論文をさらに読み込んでいきました。

とくに注目すべきは、前述したようにミトコンドリアのエネルギー活性が高まることが一つ。そして、もう一つは、免疫力が向上することです。

免疫細胞の中には、ナチュラルキラー（ＮＫ）細胞がいます。ＮＫ細胞は、いわば体内のパトロール部隊。たえず体内をめぐり、ウイルスや細菌などの病原体やがん細胞を見つけ次第、叩き殺す働きがあります。よって、ＮＫ細胞がしっかり働いてくれていれば、私たちは感染症やがんを発症せずにすみます。

しかし、ＮＫ細胞も、加齢とともに数が減り、機能も低下します。さらに、ストレスや栄養不足、生活習慣病なども、ＮＫ細胞の働きを弱めます。

そのＮＫ細胞の働きが、５－ＡＬＡの摂取によって高まることが報告されています。摂取濃度が高いほど、効果が上がることもわかっています。

なお、５－ＡＬＡには抗炎症作用があるとされています。

新型コロナウイルス感染症では、炎症を促進するサイトカインが必要以上に発生してしまう「サイトカインストーム」が問題になりました。ストームとは「嵐」という意味。炎症を起こすサイトカインがまるで嵐のように発生することで、炎症が激化し、重症化するケースが多くありました。

こうした炎症を抑える効果も、５－ＡＬＡを継続して服用することで、期待できると見られています。

不眠症は５－ＡＬＡで改善できる

口から飲み込んだ５－ＡＬＡは、消化管でほぼすべて吸収され、全身に届けられます。血液脳関門も通過できるので、脳にも届けられます。脳では、「睡眠ホルモン」と呼ばれているメラトニンの生成に５－ＡＬＡが使われます。

現在、日本人の５人に１人が不眠症と推計されています。とくに、加齢とともに、眠りが浅くなったり、寝つきが悪くなったり、夜中や早朝に目が覚めてしまったり、という症状が現れやすくなります。この不眠も、一種の老化です。最大の理由の一つが、加齢とともにメラトニンの分泌が減少してしまうことにあります。

メラトニンは、必須アミノ酸であるトリプトファンから合成されます。トリプトファンから、セロトニンというホルモンになり、そのセロトニンを材料にメラトニンが合成されます。よって、メラトニンの分泌量を増やすには、トリプトファンが豊富な食べ物をとるとよいと一般にはいわれます。具体的には、鶏肉、鮭、マグロ、イワシ、乳製品、卵、ナッツ類、大豆製品、バナナなどです。

しかし実は、トリプトファンだけがあってもメラトニンの分泌量は高まりません。合成には、エネルギーが必要だからです。そのエネルギーは、脳の神経細胞のミトコンドリアが正常に機能してこそ得ることができます。そして、ミトコンドリア内でのエネルギー産生には、5-ALAが欠かせません。5-ALAがあってこそ、睡眠ホルモンであるメラトニンの分泌量も増やせるのです。

ちなみに、セロトニンは「ハッピーホルモン」とも呼ばれる神経伝達物質です。脳内でセロトニンがしっかり分泌されていれば、人は幸福感を持って生きていくことができます。しかし、この分泌が減ると、憂うつ感や不安感が強くなり、うつ病を発症しやすくなります。

高齢になると、老人性うつになる人が多くなります。これは、加齢とともにミトコンドリアの機能が低下し、セロトニンの分泌量が減ってしまうことにも一因があると考えられます。

こうした問題も、５－ＡＬＡを摂取して、ミトコンドリアのエネルギー産生力を高めていくことで改善していくと期待できるのです。

ちなみに、セロトニンは朝起きて朝日を浴びることが、分泌のスイッチとなります。そのセロトニンを材料に、日没１～２時間後からメラトニンの合成が始まり、夜間にピークに達します。メラトニンの働きはとても繊細で、夜間に強い光を浴びると分泌が抑えられてしまいます。寝つきが悪いことに悩んでいる人は、部屋の明かりはオレンジ系の暗めの暖色にし、就寝の２～３時間前にはパソコンやスマートフォンのモニターを見ないこと。また、テレビの明かりで脳を刺激しないよう、離れた位置で見るようにするとよいでしょう。

なお、水素ガス吸入療法も、睡眠の質を高めることがわかっています。水素を吸うようになって、ぐっすり熟睡できるようになったという声もよく聞きます。悪玉活性酸素が消えることで脳内の血流がよくなることが理由だと考えられます。

男性更年期障害の改善にも効果的

5-ALAの服用を続けていて、私自身、最も改善したと感じているのは、男性更年期障害です。もともとそれを自覚していたわけではなかったのですが、今、振り返ってみると、5-ALAの効果だったのでしょう。精神症状や身体症状が改善しました。疲れにくくなり、夜もよく眠れ、イライラしたり、ちょっとしたことに腹を立てたり、憂うつ感が表れたり、ということがなくなったと自覚しています。

実際、5-ALAのサプリメントの8週間の摂取で男性更年期障害の症状が改善したことが報告されています。

「更年期障害」というと女性特有の症状というイメージがありますが、男性にも起こります。ただし、女性とは発症の仕方が異なります。女性の場合、閉経を挟んで前後5年間に発症するケースが多くなります。閉経とともに女性ホルモン（エストロゲン）が急激に減少することが原因です。

一方、男性の場合は、男性ホルモン（テストステロン）は40代になると、加齢とともに少しずつ減少していきます。そのスピードや程度は個人差が大きいのも特徴。しかも、女性の場合、多くは閉経後5年ほどで落ち着くのに対し、男性の場合は終わりがなくズルズルと長引きがちです。このため、「なんだかだるい」などと日々不調を感じていても、それが更年期障害によるものかどうかを自覚しにくいのです。

ですから男性の場合、40代以降に、身体的、精神的な不調が原因もなく続くようならば、男性更年期障害を疑ってみることも大事です。

ではなぜ、男性更年期障害は起こるのでしょうか。そこには、やはりミトコンドリアの機能の低下が関与していると私は考えています。男性ホルモンは精巣や副腎で分泌されます。それらの臓器を構成する細胞のミトコンドリアが活性化し、エネルギー産生をしっかり行えれば、テストステロンの分泌力も高まるからです。

そう考えると、5－ALAを毎日服用してミトコンドリアのエネルギー産生力を高めていくことが、毎日を元気に健康的に過ごしていくうえで効果的であることがご理解いただけると思います。

5－ALA入りの化粧品で皮膚年齢を若返らせる

人の見た目は、体内の老化の程度をよく表現しています。

見た目が若々しい人は、体内環境も若々しいと考えてよいでしょう。「皮膚は内臓を映す鏡」という通り、体内環境が老化していれば、外見にもそれが映し出されるからです。

一方、外見を若々しく整えていくことで、精神的に刺激され、内臓によい効果をもたらしていくこともあります。「心身一如」との言葉通り、精神と身体の関係は密接で、相互に影響を与え合っています。

よって、ご自身の身体の老化の程度を知りたいならば、見た目を観察してみることです。健康長寿を実現したいならば、見た目を若々しくしていくのも大切なこと。私も、このことを最近よく考え、５－ＡＬＡ入りの基礎化粧品を活用しています。

私の世代の男性は、

「男がスキンケアなんて」

という思いも強いかもしれません。しかし、見た目が変わると、人の行動は自然と変わるものです。外見の自信は、人とのコミュニケーションに自信を与えてくれるからです。

私自身、５－ＡＬＡ入りの基礎化粧品を使うようになって、肌の状態がよくなっていることを自覚しています。最も大きな変化は、水分量です。水分量が増えると、小ジワが目立たなくなります。肌にハリと透明感が出て、見た目が若返ります。自慢してしまいますが、現在63歳の私は、50代に見られることが最近増えました。

そのことを実際に検証したデータがあります。被験者に５－ＡＬＡ配合のクリームとサプリメントを10日間併用してもらい、皮膚の水分量と弾力性を調べました。すると５

－ALAを使っていないグループと比べて、使っているグループは水分量、弾力ともに明らかに上昇。とくに50代でその効果が明確に表れました。

なお、若い人よりも、皮膚の水分量・弾力が落ちてきている中高年の世代の方々のほうが、5－ALAの効果を実感しやすいことも報告されています。

毎日、使用する基礎化粧品を、若返りをより意識して選んでみる。こんな工夫も老化を実感してきたら必要になってくるのだと私は考えています。

第５章

若返りのための生活の秘訣

ウイルス感染でがんを発症することも多い

以前、『統合医療でがんに克つ』（クリピュア刊）という月刊誌のインタビューを受けたことがあります。テーマは「医師である私ががんになったら」。健康を見守る地域の家庭医として、患者さんに寄り添った医療の提供をモットーにしている私ががんになったら、どんな選択をするのか、またがんを発症しないようにどのような対策を講じているのかを教えてほしいとの依頼でした。

がんも老化が原因で起こる病気です。私たちの体内では毎日数千個ものがん細胞が発生していますが、これを排除してくれるのが免疫細胞です。しかし、免疫細胞が老化すると、がん細胞の成長を抑えられなくなります。

また、細胞の老化自体もがんの原因になります。老化した細胞からがん細胞が発生するからです。細胞老化の原因には、加齢以外にも「遺伝子異常」「ウイルス感染」「放射線被曝」「喫煙」「慢性炎症」などがあります。

この中であまり知られていないのが、ウイルス感染によるがんの発症です。私が治療と研究に長く携わってきた成人Ｔ細胞白血病は、ＨＴＬＶ－１というウイルスが原因です。その他にも、ＥＢウイルス、ヒトパピローマウイルス、肝炎ウイルスなど、がんを引き起こすウイルスはさまざまに存在します。

がんの予防法として重要なことの一つは、感染を防ぐことです。とくに、皮膚のバリア機能を保つことが大切です。皮膚はウイルスから身体を守る第一の防壁です。ウイルスは皮膚の細かな傷からも体内に入り込むことがあるのです。

そこで、私は入浴の際にはボディソープを手のひらでよく泡立てて、優しく身体を洗っています。タオルでゴシゴシとこするようなことはせず、皮膚に優しく接するよう心がけています。シャンプーやリンスも、敏感肌用のものを選んでいます。

帰宅したら必ずうがいをし、その際には鼻もすすぎます。うがいにはポビドンヨード溶液を使っています。コロナ禍で「イソジン（ポビドンヨード溶液の商品名）などのうがい薬に予防効果がある」と話題になり、薬局で売り切れが続出したことがありました。実際、私はポビドンヨード溶液がウイルス感染を予防する効果は高いと考えています。皮膚に傷ができたり、口唇ヘルペスのような発疹ができたりした際にも、ポビドンヨード溶液を綿棒につけて消毒しています。

ポビドンヨード溶液はうがい薬としても、消毒剤としても使えるので、1本持っておくととても便利です。

私が人間ドックを受けない理由

放射線被曝もがん細胞を発生させる原因です。そのため、私は特別な理由がない限り、CT検査を受けないことにしています。

CT検査とは、体内の断面を撮影する検査です。最近では、がんの早期発見や心臓や脳の問題を見つけるために、人間ドックでよく利用されています。

しかし、CT検査を受けると、胸部X線撮影の100倍以上もの放射線を浴びることになります。実際、1回のCT検査で、通常の生活で1年間に許される放射線量の上限を超えてしまうこともあります。このため、CT検査は慎重に利用すべきです。

ではなぜ、ＣＴ検査を人間ドックで使うことが許されているのでしょうか。医療上、必要な放射線利用による被曝線量には制限がありません。検査による利益が危険性を上回る場合は、よしとされているのです。

人間の臓器や組織の中で、最も放射線に対して感受性が高いのは、造血を担う骨髄や、免疫系の重要な臓器である脾臓、胸腺、そしてリンパ節です。

血液内科専門医の立場からいいますと、白血病、骨髄異形成症候群、リンパ腫などの血液系のがんや、赤血球、白血球、血小板といった血球の異常を予防するためには、放射線被曝をできるだけ避けることが重要な対策となります。

ところが、がんなどの病気を早期に発見するための人間ドックでは、放射線を使用した検査が含まれることが多く、それにともなう被曝が、逆に一部のがんを引き起こすリスクを増加させる可能性があります。このため、人間ドックの検査を受ける際には、必要性とリスクをよく考慮し、慎重に判断することが求められます。

私ががんを早期発見するための検診を受けないのは、がんを予防するためです。

この点に関しては専門家でも意見がわかれるところですが、私自身の考えとしては、がんを見つけるために、がんを発症するリスクを高めてしまうことに疑問があります。人間ドックはがんなどの病気を発見するもので、予防するものではありません。それならば、毎日の生活の中で、あらゆる病気の原因となる老化を防ぐ対策を講じていったほうが、「病気予防」という観点からは有効だと捉えています。

また、内視鏡検査などで組織採取を行って内臓を傷つけることも、発がんの原因になると考えられています。このことにも注意が必要です。


私自身、「アンチエイジング3本の矢」を実践し、細胞を老化させない努力を日々行っています。それによって、ミトコンドリアの活性を高め、がんと闘う重要な役目を果たしているT細胞や、病気を予防するパトロール部隊であるNK細胞が正常に働けるサポートを行っています。

私たちの体内では、日々、さまざまな異常が起こっては修復されるということが繰り返されています。たとえがん細胞が出現して増殖を始めたとしても、ミトコンドリアの活性が高ければ、がん細胞の排除に免疫細胞が働いてくれるのです。

喫煙が細胞に及ぼす影響と健康習慣について

喫煙は細胞レベルで老化を引き起こし、その結果、がん細胞の発生を促進します。喫煙者は皮膚の老化が進みやすく、外見に老化の兆しが現れます。外見が老化している人は、内臓も同様に老化が進んでいる可能性が高いといえます。

私自身、学生時代はラグビー部員として厳しい練習をしながらも、タバコを吸い、酒を浴びるように飲むという生活を送っていました。しかし、研修医になり、喫煙を続けると将来がんになる可能性が高いと反省し、禁煙を決意しました。

あれから25年以上が経過しました。理論上では、私の肺がんやその他のがん、心筋梗塞などの冠動脈疾患のリスクは、非喫煙者と同じレベルまで低下しているはずです。

若い頃の私は、医者の卵でありながらも暴飲暴食を繰り返していました。しかし、現在では、口にするものには非常に気を遣っています。食事は主に自炊か、外勤先での病院食（検食）が基本です。外食する場合は、信頼できるレストランで、知り合いのシェフがつくる料理を選ぶようにしています。

お酒は飲みますが、週に2〜3日は休肝日を設けています。飲むお酒は赤ワインが中心です。赤ワインには、レスベラトロールという非常に強い抗酸化成分が含まれており、心疾患やがんの予防効果が報告されています。

水も頻繁に飲んでいます。尿酸や糖は水溶性であるため、体内で使われなかったぶんは水を飲むことで腎臓を経由して尿から排泄されます。1日に2リットルのミネラルウォーターを1本飲み干すことを基本としています。

飲み水にはアスコルビン酸（ビタミンC）を加えています。ビタミンCには抗酸化作用があり、免疫力の強化に役立ちます。また、尿酸の排泄、鉄の吸収を促す作用がビタミンCにはあります。粉末のアスコルビン酸の商品も玉石混交ですが、なるべく質がよく、不純物の少ないものを選ぶように気をつけています。

コーヒーや緑茶も飲みますが、それぞれ1日に1〜2杯程度に抑えています。なぜなら、これらを過剰に摂取すると、悪玉活性酸素を増やす可能性があると報告されているためです。ただし、適量であれば、むしろ飲んだほうがいい。コーヒーに含まれるクロロゲン酸や、緑茶のカテキンも優れた抗酸化物質であり、適量の摂取であれば、がん予防などの健康効果を得られると報告されています。

がん予防への取り組みと「もしも」のときの対策

『統合医療でがんに克つ』のインタビューでは次のような質問も受けました。

「がんにならないような生活をしていても、がんを発症したらどうしますか？」

私の答えは、

「もし私ががんの宣告を受けたら、そのがんに関する情報を必死で集めます」

がんは自分自身の体内で発生するものです。ですから、他人任せにはせず、自分ででき る限りの情報を集め、最善策を探します。人生に悔いが残らないよう、自分が納得できる治療法と医療機関を見つける努力をすると決めています。そして、その治療を受けながら、人生設計を修正していくことでしょう。

なお、担当医と相談のうえ、水素ガス吸入療法を治療に併用するつもりです。水素ガス吸入療法は、メインの治療法に影響を与えにくく、「アンチエイジング3本の矢」の中でもとくにがんに対する効果が認められているからです。

では、担当医から「できる治療は、もうない」といわれるほど、がんが進行していたら、どうでしょうか。

それでも私は、情報を集めることをやめないでしょう。最新の論文やニュースなどから真実を収集します。

そして、今の医学では治療がやはり難しいと納得できたら、自分なりにできる限りの治療計画を立てることでしょう。

私は、がん患者さんを治療してきた中で奇跡のような経験を何度もしてきました。

ある急性骨髄性白血病の患者さんは、強い副作用などで治療を続けることが困難となり、本人と協議のうえ、治療を中断しました。ところが、その後、白血病が治ったのです。

また、ある患者さんは、末梢血液中に異常白血球が増加してしまい、急性転化（治療困難な白血病化）すると予測されました。それでも、その方は人生をあきらめず、自分の庭で栽培していたハーブを毎日煎じて飲んでいました。すると、白血病細胞が消失した、というケースもあります。

その他にも、自然寛解と呼ばれる現象を何人かの患者さんで確認してきました。

もちろん、担当医のことは信頼します。しかし、自分の人生は、自分のものです。治療法は、担当医と相談しながらも自分で決断するものなのです。

そして、奇跡をともに引き寄せようと努力してくれる医師を担当医に選びます。どんな医師に治療を頼むのかを決めるのも、自分自身で行うこと。私は一人の医師としてそう考えています。

がん予防によいのは、カレーとワイン

２０２４年、熊本で行われた第24回日本抗加齢医学会で、私は研究成果を口演発表しました。

テーマは「日本で見つかった『老化と炎症　発がんの疾患モデル』～自身の研究を振り返って～」です。

成人T細胞白血病は、これまで、その原因である病原体であるウイルス（ＨＴＬＶ-１）ばかりが研究されてきました。そこで私自身、アンチエイジングを深く学んでいる今、新たな視点で成人T細胞白血病を研究し直してみることにしたのです。

というのも、アンチエイジングの研究を通して、この白血病は免疫の老化で起こるのではないか、と考えるようになったからです。

成人T細胞白血病が日本で初めて見つかったのは１９７７年。その後、日本での高齢化が進むにつれて患者数も増加していきました。ＨＴＬＶ-１が世界で初めて発見されたのも日本です。この病気は、幼児の頃に感染し、それが大人になってからだんだんと

腫瘍化し、高齢になってから発症するという珍しい病気です。

高齢化がますます進めば、ＨＴＬＶ－１のキャリア（ウイルスに感染しているが、症状が現れていない状態の人）も増え、成人Ｔ細胞白血病の発症例が増加していくと考えられていました。

ところが、予測は外れました。２０２０年の調査では、全国のキャリアが約65・８万人に減っています。１９９０年は１２０万人、２００６年と２００７年の調査では１０８万人だったのが、最新の調査ではキャリア数を減らしたのです。


理由は、「少子化によって若い世代が減っているため」と考えられました。しかし、それだけで、こんなにもキャリアの数が減るでしょうか。

このがんは、キャリアであっても、発症するのは約５パーセントのみです。そう考えると、成人Ｔ細胞白血病の発症は、ウイルス感染だけに問題があるわけではないとわかります。加齢とともに細胞と免疫は老化していきます。それによって、高齢になると腫瘍に有利な体内環境へと変わっていくことが発症の大きな原因ではないか、と私は考えています。

その一方で、注目したのが食べ物です。

１９７０年からカレーとワインの消費量が日本で右肩上がりに増加しています。カレーに含まれるクルクミン、ワインに含まれるレスベラトロールは、非常に高い抗酸化力があることがわかっています。ここに、ＨＴＬＶ－１のキャリアが減っている一因があるのではないかと推測しています。

そう考えるきっかけとなったのが、新型コロナウイルスの感染予防にクルクミンとレスベラトロールが効くという最新の論文を読んだことです。これらの成分が、新型コロナウイルスと同じくＨＴＬＶ－１も抑制しているのではないか、と気がついたのです。

なお、レスベラトロールとクルクミンは、炎症を抑える作用に優れていることもわかっています。しかも、レスベラトロールの作用は、アスピリンという消炎鎮痛剤と同レベル、クルクミンはそれ以上になると、その論文では示されていました。

もう一つ注目したのは、ＨＴＬＶ-１のキャリアの世界分布です。

ＨＴＬＶ-１のキャリアが多いのは、アフリカと中南米、そして日本です。ちなみに、先進国でキャリアが多いのは、日本のみです。国内でも、九州や沖縄でキャリア数が多くなっています。

ＨＴＬＶ-１のキャリアは全世界で５００万～１０００万人。なぜ、感染地域が限定されているのでしょうか。

地図を見ると、暑い地域にキャリアが多いことがわかります。ですが、もしも気候が関与しているのだとしたら、インドにキャリアがいないのはなぜでしょうか。

インドでは、カレーを毎日のように食べています。そのカレーにはクルクミンが豊富に含まれます。

一方、南ヨーロッパやアメリカの西海岸なども、キャリアがいません。この暑い地域では、ワインをよく飲みます。ワインにはレスベラトロールがあります。

こうしたことが関与しているのではないか、と考えました。

ところが、ここで疑問が一つ浮上しました。沖縄の人は、ウコンをよく摂取します。ウコンはカレーの色をつけるスパイスであるターメリックと同じスパイスで、その主成分がクルクミンです。そのウコンをよくとる沖縄の人にHTLV-1キャリアが多いとなると、私の仮説が成立しなくなります。

私は過去に2度、沖縄へ行ったことがあります。そのとき、沖縄の人がウコンをお茶で摂取していることを知りました。実は、クルクミンは脂溶性の成分で、お茶では十分な量を摂取できないのです。反対に、肉や油を使うカレーにはクルクミンが溶け出し、摂取量を増やせます。よって、ウコン（ターメリック）をとるときには、カレーにするのが最良の食べ方です。

以上のことから、「がん予防によい食べ物は？」と質問されたときには、カレーとワインと私は答えています。

ビタミンＣではがんを防げない

抗酸化作用に優れ、がんの治療やアンチエイジングにもよい成分に、β‐カロテン、ビタミンＥ、ビタミンＣがあります。最近は高濃度のこれらの成分を点滴する治療法があります。

しかし、ランダム化比較試験（ランダム割り付けによる介入型の研究）によって、次のようなことが明らかになっています。

このランダム化比較試験による結果は、最も信頼性の高いエビデンスとされています。どのようなタイプの研究手法であれ、単独の研究で得られた結果は、偶然・偏りなどによる可能性を否定できません。ですから、複数の研究に基づいて因果関係の有無を評価する必要があるというわけです。そのランダム化比較試験の結果が以下の通りです。

①β‐カロテン、ビタミンＥ、ビタミンＣなどの抗酸化栄養素には理論的に期待された、がん予防効果はない

②高用量のβ-カロテンやビタミンEについては、一部のがんや脳血管疾患のリスクが上がる
③成人期での脂肪摂取量（脂肪エネルギー比率）の減少は、乳がん・大腸がんを予防しない

これまで、β-カロテン、ビタミンE、ビタミンCなどは、がんを予防する効果がある、と期待されてきました。とくに、高濃度のビタミンCを点滴する治療法は「がんに効く」とされています。しかし、実際のところは、期待されるような効果はないと科学的に示されたことになります。

これらは、いずれも人体の健康に不可欠な栄養素です。しかし、「がんに効く」という文言には注意が必要だということです。

しかも、②で示されたように、高用量のβ-カロテンやビタミンEを点滴やサプリメントなどでいっきに体内に入れることは、がんや脳血管疾患のリスクを高めてしまうことが明らかにされています。

β-カロテンやビタミンEは、脂溶性の成分です。水溶性の成分であれば、身体で使われなかった余剰分は数時間もすれば尿と一緒に排出されますが、脂溶性の成分は体内の脂質にとり込まれ、長くとどまり続けます。このことが一部のがんや脳血管疾患のリスクを高めてしまうとも考えられます。

一方、③ですが、私たちはこれまで「脂質を摂り過ぎてはいけない」と注意されてきました。乳がんと大腸がんは日本人にとくに多いがんで、原因は欧米型の食事をとる機会が増え、脂質の摂取量が多くなったことにある、といわれてきました。

しかし、実際には脂質の摂取量の増加は、乳がんと大腸がんに関しては、発がんの問題にはならない、ということです。

コーヒーは肝臓がんを、緑茶は女性の胃がんを予防する

ランダム化比較試験の次に信頼性の高いエビデンスとされているのが、コホート研究

食物・栄養とがんリスクとの関連
―国際的因果関係評価の現状―

リスクを上げる要因		リスクを下げる要因	
要因	がんの部位	要因	がんの部位
塩蔵食品	胃	野菜	口腔・咽頭・喉頭、食道
加工肉	大腸、胃非噴門部	果物	口腔・咽頭・喉頭、食道
赤肉	大腸	食物繊維	大腸
Glycemic load	子宮体	全粒穀物	大腸
飲料ヒ素	膀胱、肺、皮膚	コーヒー	肝臓、子宮体
広東式塩蔵魚	鼻咽頭	乳製品	大腸
マテ茶	食道	カルシウム	大腸
アフラトキシン（カビの一種）	肝臓	カルシウムサプリメント	大腸
β-カロテンサプリメント	肺		

下線あり：確実
下線なし：おそらく

出典：World Cancer Research Fund International: Diet activity and cancer.『アンチエイジング医学の基礎と臨床　第4版』日本抗加齢医学会 認定テキスト改訂版編纂委員会掲載

です。コホート研究を簡単にいうと、特定の集団を一定期間追跡して、健康状態やリスク要因との関連を調査する研究方法です。

世界がん研究基金は、このコホート研究を用いて、食事とがんとの因果関係を継続的に調査しました。

そして、「確実」あるいは「おそらく」と判定されている食事関連要因（アルコール、肥満、身体活動などを除く）とがんの部位について発表しています。その要約が上の表です。

日本でも同様の調査が行われてい

ます。１９９０年前後から数万～十数万人規模のコホート研究が多く行われていて、エビデンスが次々と報告されています。

国立がん研究センターの研究グループも、日本人のエビデンスに基づいた因果関係評価を継続的に行っています。

そして、がんの発症において「ほぼ確実」と判定されたものに対して、次のようにまとめています。（　）の中は、がんの部位です。

①　塩蔵食品（胃）、熱い飲食物（食道）がリスクを上げる

②　野菜・果物（食道）、コーヒー（肝臓）がリスクを下げる

また「可能性あり」として、

①　緑茶（女性の胃）がリスクを下げる

②　大豆イソフラボン（乳房、前立腺）がリスクを下げる

ぜひ、毎日の食事の参考にしてください。

若い世代にがんが増えている

老化を防ぎ、健康を保つには、食事が重要です。とくに、手軽に食べられるものには注意が必要です。封を開けるだけ、お湯を注ぐだけ、温めるだけで食べられるような食品には、化学合成品である食品添加物が多く使われています。

化学物質は人体にとって異物であるため、悪玉活性酸素を体内で多く発生させる原因になってしまいます。

よって、アンチエイジングの観点からは、化学合成品である食品添加物を含むものを体内に入れることはおすすめできません。

現在、若い世代のがん患者が増えています。がんは生活習慣病の一つとされ、これまでは主に中高年以降に多い病気と考えられていました。しかし、現在では若い世代でもがん患者の増加が起こっています。

イギリスの『Financial Times（フィナンシャル・タイムズ）』紙では、20～34歳のがん罹患率は、他の世代より、過去30年間で最高レベルに達していると報じています。

なぜ、若い世代にがんが増えているのでしょうか。

その原因は、超加工食品と呼ばれるものを日常的に摂取していることにある、と考えられています。超加工食品とは、主に工業的な加工を経た食品で、人工的につくられた化学合成品である食品添加物が数多く含まれています。

たとえば、スナック菓子やインスタント食品、冷凍食品、加工肉、そして炭酸飲料やエナジードリンクなどの清涼飲料水。現代人が日常的に口にするようになったこれらの食品は、発がんのリスクがある超加工食品です。

超加工食品は手軽に食べられて、便利です。その便利さをつくるために、防腐剤や着色料、香料、甘味料、発色剤、乳化剤、膨張剤などさまざまな添加物が使われています。こうした添加物を使用すると原材料が大幅に変化し、もとの状態がわからないほど、きれいに見た目よく、おいしそうにつくり上げられます。

しかし、人工的な食べ物は、私たちの身体をミトコンドリアレベルから老化させます。なぜなら、私たちの身体は自然の産物だからです。人工的なものを摂取するほど、体内では悪玉活性酸素が発生し、ミトコンドリアや細胞を劣化させ、がん細胞を発生させる原因となっていく、と考えられています。


さらに、若い頃から喫煙を始めれば、そのぶん、がんのリスクは高まります。

また、飛行機に乗る機会が多くなっていることも、若年層のがんを増やしている一因ではないかと考えます。飛行機に乗れば放射線を浴びることになるからです。

こうした発がん物質は、生活からできる限り排除していくことが、がんや老化から身体を守るためには必要です。

しかし、現代社会において、完全に排除するのは難しいという現実もあります。

では、若い世代が10年後、20年後の発がんや老化のリスクを低減するにはどうしたらよいでしょうか。

若い世代も水素ガス吸入療法や、ＮＭＮや５-ＡＬＡのサプリメントの摂取など、できることから始めていくことです。

これは、がん予防だけが目的ではありません。ストレス社会ともいわれる現在、倦怠感が取れずに悩んでいる人が若い世代にも大勢います。うつ症状や不眠症に苦しんでいる人もいます。こうした症状も、ミトコンドリアが元気になり、エネルギーの産生力が高まれば、消えていきます。

「アンチエイジング3本の矢」は若年層にもぜひ実践してほしい健康法なのです。

健康を守る腸内細菌の働き

アンチエイジングにおいて、腸内細菌叢の役割も重要です。

私たち人間の腸には、およそ1000兆個もの腸内細菌がすんでいます。それらの細菌が、腸に定着を始めるのは、なんと出生前からであることがわかってきました。近年の研究によって、胎盤、臍帯《さいたい》、羊水に細菌が存在することが示されたのです。これらのことは、微生物への曝露が出生前に始まっていて、その細菌は母親の所有する細菌叢に由来する可能性を示唆しています。

その後、出産とともに、腸内細菌の定着が本格的に始まります。この際、分娩方法や妊娠期間、母乳か粉ミルクか、地理上の場所、家族、母親の食事、離乳食、抗生物質の使用の有無、そして、本人と腸内細菌の相互作用などの影響を受けることになります。

ただ、乳幼児の腸内細菌叢はまだ腸にしっかりとは定着しておらず、2～3歳頃まで不安定な状態が続きます。この時期に、善玉菌を多く取り入れることが、将来の健康の基盤となります。反対に、悪玉菌を多く取り入れてしまうと、疾患のリスクを幼くして背負ってしまうことになるとも見られています。

そして、3歳の頃、腸内細菌叢は腸に定着し、成人のものと似た組成になるとされます。この腸内細菌叢をどのような組成で築いたかが、長期的な健康に影響を与えることになるのです。

腸内細菌叢は、腸から病原体が体内へ侵入するのを防いでくれています。腸内細菌の分泌物で病原体を直接殺すこともしています。さらに善玉菌は、有毒な病原体の増殖を阻害したり、病気が起こるのを抑制したりしています。

腸と脳は互いにかかわり合いながら働いていることもわかっています。腸と脳との機能的な関係を「腸脳相関」といいます。腸と脳はつながっていて、心の健康に影響を与えることも明らかにされました。

そのため、腸と脳のどちらかに問題が生じると、もう一方に病気が起こってくることがあります。これを「腸脳相関病」と呼びます。過敏性腸症候群や機能性便秘、機能性ディスペプシアは、その代表的な疾患です。機能性ディスペプシアとは、胃の不快感や痛みが続くが、内視鏡などで異常が見つからない消化不良の症状です。

また、便秘はパーキンソン病の初発症状であることが知られています。過敏性腸症候群が、パーキンソン病やアルツハイマー型認知症のリスクを高めるという報告もあります。

腸内細菌叢は老化にも影響を与えます。加齢にともなう基礎代謝量や免疫機能の低下、さらには食事内容の変化などによって、高齢者は若年層と比べて腸内細菌叢の多様性が低くなるためです。ただし、これを放置しないことです。腸内細菌のバランスの乱れは、肥満、2型糖尿病、潰瘍性大腸炎、神経障害、心血管疾患、がんなどさまざまな病気を引き起こす要因となるからです。

それほど、腸内細菌叢と私たちの身体は、密接に連携しながら健康を保っているのです。

では、どのようにして、腸内細菌叢の乱れに対処すればよいのでしょうか。

世界的に注目されているのは、プロバイオティクスという方法です。腸内の健康を保つような善玉菌（乳酸菌やビフィズス菌）を摂取し、腸内環境を改善するというものです。具体的には、善玉菌が生きているような発酵食品を食べることです。

最近、発酵食品が免疫に与える影響がより明らかにされました。発酵食品を摂取すると、腸内細菌叢の多様性が有意に増加するうえ、抗炎症に作用する腸内細菌が増加するのです。発酵食品には、ぬか漬け、納豆、味噌など日本古来の食品の他、キムチやピクルス、ヨーグルト、ナチュラルチーズなどもあります。これらの食品を日常的に食べることが、腸内環境の改善に役立ちます。

また、腸内細菌は、酪酸やプロピオン酸、酢酸などの短鎖脂肪酸をつくり出します。その短鎖脂肪酸が、肥満の予防、消化・吸収・排便の促進、アレルギーなど免疫の働きの調整、炎症の抑制などに働いています。つまり短鎖脂肪酸とは、人の寿命に直接関与している物質なのです。

よって、私たちは腸内細菌にいかに短鎖脂肪酸を増やしてもらうかを考慮して食事をすることも大事になってきます。そのことにプラスの影響を与えるのは、食物繊維や難消化性デンプン。これらが豊富に含まれる植物性食品を、毎日意識して食べるようにしましょう。

食物繊維は、野菜や穀物、豆類、海藻類、果物に豊富です。

難消化性デンプンは、冷えたご飯に豊富です。ご飯を冷やすとデンプンが難消化性デンプンに変わります。これが腸内細菌のとてもよいエサになります。他には、一度加熱してから冷やしたジャガイモ、バナナ、豆類、全粒穀物に含まれています。

ポリフェノールも腸内細菌叢によい影響を与えます。善玉菌の増殖を促進し、悪玉菌を抑制する作用があるのです。これにより、腸内環境が改善され、健康維持に役立ちます。ポリフェノールは、赤ワイン、緑茶、ダークチョコレート、ベリー類、ナッツ、オリーブオイル、豆類、ターメリックなどに多く含まれています。

反対に、運動不足や座りっぱなしの生活、糖質や脂質が多く、食物繊維の少ない食事、抗生物質や消毒剤の使用、喫煙・飲酒などは、腸内細菌叢の乱れを引き起こす可能性があります。

腸内細菌叢とアンチエイジング、これらは私たちの健康と幸福に深くかかわっています。日々の食事や生活習慣を見直し、腸内環境を整えることで、より健康で充実した生活を若々しく送ることができるでしょう。

アンチエイジングに役立つ漢方薬ベスト5

日々の体調不良やアンチエイジングに漢方薬を活用するのもよい方法です。

漢方薬は、自然の草木や鉱物を使って、身体全体のバランスを整えることを目的とした伝統的な医薬品です。

そこで、アンチエイジングに役立つ漢方薬ベスト5を紹介しましょう。いずれも私の患者さんに好評の漢方薬です。

まず一つ目は「麦門冬湯《ばくもんどうとう》」です。

麦門冬湯は、気道を最適な状態に保ちます。そのため、新型コロナウイルス感染後の長引く咳の改善にも効果が期待できます。

最近は、私たちのクリニックでも、「喉の詰まった感じがとれない」「咳が出始めると止まらない」などの悩みを訴える患者さんが増えました。この場合は麦門冬湯を処方します。そして、これがよく効きます。当院で大人気の漢方薬です。

なお、水素ガス吸入療法も、長引く咳の改善に役立ちます。ウイルスに感染すると、気道や肺で悪玉活性酸素が多く発生し、細胞を傷つけます。その悪玉活性酸素を除去するために役立ちます。

二つ目は、「八味地黄丸《はちみじおうがん》」です。

この漢方薬は、加齢にともなう種々の訴え、すなわち糖尿病、高血圧、前立腺肥大、夜間尿、腰痛、陰萎、白内障、耳鳴りなどに用いられます。メタボリック症候群の改善にもよく使われます。老化によって起こる諸症状に対応できる薬です。

ただし、この薬を服用するには、胃腸が丈夫なことが条件となります。

三つ目は「牛車腎気丸《ごしゃじんきがん》」です。

これは、八味地黄丸に「牛膝《ごしつ》」「車前子《しゃぜんし》」という二つの生薬を加えた漢方です。牛膝には血行促進と利尿の作用があり、車前子にも利尿作用があります。つまり、牛車腎気丸は、八味地黄丸の作用に利尿作用を加えた薬です。八味地黄丸より強い効果を期待できます。

四つ目は「六君子湯《りっくんしとう》」です。主に胃腸の働きを整えてくれる漢方薬です。

この「六君子湯」に含まれている陳皮《ちんぴ》（みかんの皮）には、セロトニンと拮抗的に働いて、胃や十二指腸にある細胞からグレリン分泌を増強させる働きがあります。グレリンとは、生体が持つ唯一の食欲を増進させるホルモンです。

五つ目は「補中益気湯《ほちゅうえっきとう》」です。

この漢方薬は、病後や術後の全身倦怠感に対して、胃腸の働きを高め、体力を補い、元気をつける作用があります。感染症対策としても使用されます。また、抗がん剤による副作用を軽減します。

作用機序としては、抗ウイルス効果、ＮＫ細胞やＴ細胞など免疫細胞の活性化などが知られています。

また、がん増殖抑制効果も報告されています。実際に私たちの外来に通院されている患者さんにも治療効果が認められています。

以前、大病院で「もうできることはない」と医師から宣告されたものの、いつの間にかよくなっていた、というがんの患者さんが、「もっと健康になりたい。老化を改善したい」との理由で、当クリニックに来院されたことがあります。その方も補中益気湯を継続して服用していました。

さらに、補中益気湯は、慢性閉塞性肺疾患（ＣＯＰＤ）に対する効果も報告されています。ＣＯＰＤは、呼吸器の慢性疾患で、主に呼吸困難や咳、痰の増加などの症状が現れます。この疾患は、長期にわたる喫煙や有害物質の吸入が主な原因とされ、とても苦しい疾患です。私たちのクリニックでも、ＣＯＰＤの患者さんには、補中益気湯を処方しています。

筋トレは認知症予防にも役に立つ

健康増進のために運動が必要なことは、みなさんご存じだと思います。

しかし、運動が重要な理由は心身の健康だけではありません。認知機能を高めるためにも不可欠です。筋肉を使うことで脳の神経細胞が何歳になっても新しく生まれるからです。

以前は、人間の脳は20歳までに完成し、その後は神経細胞が減少するだけと考えられていました。しかし、近年の研究で、成人後でも脳に新しい神経細胞が生まれることがわかっています。つまり、何歳であっても、１００歳を超えていても、自分次第で脳の神経細胞を増やすことができます。

この神経細胞を増やすカギとなるのが成長因子です。成長因子は脳からだけでなく、筋肉からも分泌されます。そのためには、筋肉をしっかり働かせるような運動が必要です。たとえば、脳梗塞で脳や身体に障害を負った人が、リハビリを行うことで身体機能だけでなく脳の働きも回復することがあります。これは、リハビリによって脳神経の成長因子が分泌されるからです。

ですから、高齢になれば認知機能が衰えるのは当たり前とあきらめてはいけません。運動によって、身体だけでなく脳の老化も抑えることができるのです。

では、どんな運動がよいのでしょうか。まずは、30分のウォーキングから始め、徐々に距離を伸ばし、最終的には1日1万歩を目指しましょう。脳の神経細胞を増やすためには、1日1万歩が理想的です。

とはいえ、私自身も1日1万歩を歩く時間を確保するのは難しいです。とくに熊本県は車社会で、どこへ行くにも車を利用します。そこで、私は建物内の階段をできるだけ上り下りするようにしています。自分なりに実践できる方法を見つけ、それを生活に取り入れていきましょう。


さらに、年齢を重ねたら筋トレを行いましょう。とくにおすすめなのがスクワットです。人の身体で最も筋肉が多いのはお尻から太ももにかけてです。この部分の筋肉を使うと、脳の神経細胞を成長させる因子が分泌されやすくなります。たとえば、シャワーを浴びながら10回、テレビを見ながら10回、調理をしながら10回など、こまめにスクワットをするだけでも効果があります。

さらに、私はデスクワークの際にバランスボールに座っています。この原稿もバランスボールに乗りながら書いています。こうしたちょっとした工夫でも筋肉を鍛え、脳を活性化させることは可能です。

新たに発見された情報伝達物質「エクソソーム」

本書の最後に、最新のアンチエイジング治療についてお伝えします。それが、エクソソームの点滴治療です。

エクソソームとは、細胞間で情報を伝達する物質の一種です。

これまで情報伝達物質としては、ホルモンやサイトカインが知られていました。エクソソームは最近発見された、まったく新しいタイプの情報伝達物質です。

エクソソームは、細胞間で特定の情報や成分を運ぶ役割を果たし、その内部には細胞の再生や修復を促進する成分が含まれていることが、最近の研究で示されています。それによって、アンチエイジングや再生医療の分野での活用が期待されています。

そこでまず、体内の情報伝達とその役割について説明しましょう。

私たちの身体は、外部環境（たとえば気温や湿度、病原微生物の有無など）が変化しても、常に一定に内部環境を保っています。これをホメオスタシス（生体恒常性）といいます。具体的には、気温が変わっても体温は36度から37度に保たれます。体内の水分量や血液中の塩分濃度、体液のpHもほぼ一定です。

ただし、生体内の臓器や組織は、常に一定の活動をしているわけではありません。生体内外の環境が変化すると、臓器や組織の活動状態もそれに応じて調整されます。

このように、環境の変化に応じて臓器の機能を調整しているのが自律神経と内分泌腺から分泌されるホルモンです。自律神経とホルモンが、ホメオスタシスを維持する主役です。

さらに、免疫細胞が産生する情報伝達物質をサイトカインと呼びます。サイトカインは数百種類あり、その作用も多岐にわたります。サイトカインは一言でいえば、免疫系の情報伝達物質です。

そして最近、新たに注目されている情報伝達物質がエクソソームです。エクソソームのサイズは直径50～２００ナノメートルで、脂質の二重膜で覆われているため、酵素などによって破壊されにくく、血液中や尿中、さらには培養細胞の上清中でも安定しています。

エクソソームには、タンパク質、リン脂質、核酸などの物質が含まれており、これらが細胞間コミュニケーションのメッセンジャーとして機能します。エクソソームは、情報を送り出す細胞から他の細胞へと重要なメッセージを伝達し、受け取った細胞はその情報に応じた反応を誘導され、変化していきます。

ただし、エクソソームの働きにはプラスの側面だけでなく、マイナスの影響もあります。老化は、細胞老化関連分泌現象（ＳＡＳＰ《サスプ》）によって周囲の細胞に広がります。老化して分裂を止めた細胞では、炎症性サイトカインなどの物質が多くつくられます。これらの老化物質がエクソソームを介して分泌されると、周囲の細胞も老化が進み、慢性炎症が引き起こされます。

しかも、エクソソームは隣接する細胞だけでなく、血流に乗って遠くの細胞にまで届きます。それによって、老化が全身に広がってしまいます。

困ったことに、エクソソームはがんの進行にも関与しています。がん細胞から放出されたエクソソームが他の細胞に取り込まれ、発がん物質を運んでしまうのです。また、アルツハイマー型認知症の患者さんのエクソソームは、発症の原因であるアミロイドβという「ゴミタンパク」を他の細胞に運びます。脂肪肝が肝硬変や肝がんに進行する際にも、エクソソームが関与していると考えられています。

さらに、糖尿病、変形性関節症、前立腺肥大、難聴、パーキンソン病なども、細胞レベルから臓器レベルへと広がる過程にエクソソームがかかわっているとされています。最初は一つの細胞の問題だったものが、エクソソームの働きによって組織や臓器全体に広がり、老化や病気を引き起こす要因となるのです。

エクソソームのプラスの働きと若返り効果

エクソソームは、老化を促進するマイナスの働きをする一方で、プラスの働きもあります。元気で若い細胞からは、エクソソームはその若さを伝える物質を運んでくれ、その情報を受け取った細胞を若返らせてくれます。

神経科学の最先端研究を発表する権威ある学術雑誌『Nature Neuroscience（ネイチャー・ニューロサイエンス）』に掲載された論文によると、老齢のネズミと若年のネズミの血管をつなぐ実験が行われました。

結果、若いネズミはどんどん老化していく一方で、老齢のネズミは若返ったことが報告されています。さらに、若いネズミの血漿を投与するだけでも、老齢のネズミが若返ることが確認されました。また、若いネズミの造血幹細胞を移植することで、老化が改善されることもわかりました。この効果は、運動やカロリー制限と同等のレベルであるとされています。

このように、エクソソームをうまく活用することで、加齢にともなう認知機能や細胞の老化を改善し、若々しさを取り戻すことが可能であると証明されています。

さらに、臍帯血の注射によって脳が若返る可能性を示す研究も盛んに行われています。

臍帯血とは、新生児のへその緒（臍帯）と胎盤に残る血液のことで、造血幹細胞が豊富に含まれています。「若い血液に触れると若返る」との伝説は古くから存在しますが、現在、これが科学的にも追究されているのです。

実際、ある研究グループは、老齢のマウスに若いマウスの血液を注射し、その結果、筋肉が強化され、脳の炎症が減少するなど、さまざまな健康改善が見られたことを報告しています。若い血液が老齢のマウスの生物学的時計を巻き戻すという現象が、実際に起こっているのです。

このような現象は、私自身も目の当たりにしてきました。成人T細胞白血病の専門医として、私はこれまで多くの患者さんに造血幹細胞移植を行ってきました。そのとき、ドナーが患者さんの兄弟の場合、あまりよい結果が得られないことが多いのです。成人T細胞白血病は、高齢で発症する血液のがんですが、たとえば60歳で白血病になった患者さんの兄が65歳前後の場合、年上のドナーから採取した造血幹細胞を移植（抹消血幹細胞移植）しても、改善が見込めないことが残念ながら多くなります。

反対に、骨髄バンクに登録されている55歳以下のドナーから採取された骨髄や臍帯血由来の造血幹細胞を移植すると、患者さんが健康を取り戻し、活力が増す結果が多く見られます。

アンチエイジングに大活躍！　ウォートンジェリー

現在、アンチエイジングに利用されているのがウォートンジェリーです。ウォートンジェリーとは、臍帯に含まれる結合組織の一種で、ゼラチン状の物質です。これには間葉系幹細胞が豊富で、エクソソームも含まれています。これらのエクソソームは、老化がまったく起こっていない、最も若くて元気な細胞から放出されるものです。また、間葉系幹細胞は、多能性を持ち、さまざまな組織に分化する能力がある幹細胞の一種です。

つまり、ウォートンジェリーには、細胞の成長、再生、修復を促進する可能性のある成分が豊富に含まれているのです。よって、ウォートンジェリーはエクソソームの魅力的な供給源といえるでしょう。

事実、大人の間葉系幹細胞と比較して、ウォートンジェリー由来の間葉系幹細胞は、環境要因や遺伝的変異の影響を最小限に抑えられているという利点があります。また、これらの細胞には、細胞および組織のホメオスタシスを維持する能力を持つ生理活性物質が豊富です。研究によると、これらのエクソソームには、細胞の老化プロセスを減少させたり、逆転させたりする可能性のある成分が含まれていると報告されています。

さらに、再生医療や組織修復においても、臍帯由来のエクソソームが細胞の再生を助ける可能性があると期待されています。

私たちのクリニックでは、この最も若い情報伝達物質であるウォートンジェリー由来のエクソソームの点滴を行っています。

おわりに

私が「アンチエイジング3本の矢」を考案したのは、約3年前です。その後、よりよいものをとり入れながら現在の形に落ち着いています。

今、「アンチエイジング3本の矢」を実施する患者さんは増えています。

2022年に私たちのクリニックで提供したNMNのサプリメントの数は年間で210本でしたが、今年（2024年）は7月の時点ですでに440本を超えています。点滴は年間72本だったのが昨年（2023年）で107本、今年は現時点で145本です。

水素ガス吸入療法は、吸入された時間が昨年はトータルで265時間だったのが、今年はすでに530時間を超えました。

また、エクソソームの点滴は、昨年始めたばかりですが、昨年は26本だったのが、今年は現時点で104本です。

それほど多くの人が、アンチエイジングを求めて治療を始めています。

私は、自身のブログだけでなく、ＹｏｕＴｕｂｅでも医療情報を発信しています。私たちの動画は、信頼できる医療・健康の情報源を示す「ＹｏｕＴｕｂｅヘルス」の審査に通り、医療専門職により監修・審査された動画コンテンツとして認定されました。「ＹｏｕＴｕｂｅヘルス」はもともと、医療関連の教育機関や公衆衛生機関、病院、政府機関のチャンネルを対象としていました。しかし現在は、資格を持つ医療従事者の個人チャンネルにまで拡充しています。このことからも、多くの方々が「信頼できて、役に立つ医療情報」を求めているのだとわかります。

実際に、「アンチエイジング３本の矢」を行っている患者さんからは、喜びの声が多く寄せられています。

ある女性は、過度のストレスで眠れない日々が続いていましたが、水素ガス吸入療法によって熟睡できるようになり、朝もすっきりと目覚められるようになったと話してくれました。ＮＭＮのサプリメントを摂取したことでお酒に強くなり、肝臓が健康をとり戻したという男性もいます。透析を受けていた80歳の男性は、心不全症状が改善し、ゴルフを楽しめるまで回復しました。糖尿病の指標であるヘモグロビンＡ１ｃの値が下がった、骨量が増えた、という方もいます。

私自身も、「アンチエイジング３本の矢」を行うことで、若返りを日々実感しています。実は、ここにたどり着く以前の４年前、自分で話すのも恥ずかしいのですが、まさに人生のどん底にいました。ＹｏｕＴｕｂｅの動画を撮って投稿したり、本の原稿を書いたりする意欲など皆無でした。表情は暗く、口は重く、散歩に出かけては、気づくとボーッと雲を眺めている始末。挙句の果てには、なんと人に騙されて、多額の借金を背負っています。

しかし、水素ガス吸入療法と出合って水素を吸い始めたことが、変化のきっかけになりました。水素を吸うことによって頭がスーッと軽くなり、目の前が明るく見え、集中力や意欲が湧いてくるようになったのです。今にして思えば、体内に蓄積していた悪玉活性酸素が、水素のおかげで激減したのでしょう。

すると、ぼんやりと日々を過ごすのがもったいなく感じ、「『老化は治らない』といわれて困っている患者さんのために何かしたい」との思いが高まりました。「老化はしかたがない」とあきらめるつらさを、私自身が身をもって体感していたからです。

この時期は、新型コロナウイルスが日本に入ってきたときに重なります。免疫力を若返らせることができれば、たとえ感染したとしても、軽症ですみます。感染対策に、アンチエイジングは非常に重要なことなのです。

アンチエイジングの勉強を猛烈に始めたのはそれからです。NMNについて知り、自らサプリメントを取り寄せて服用しました。5-ALAやエクソソームについても学び、よいと思ったものは、自身の身体でどんどん試していきました。

結果、老化の改善を私自身が実感し、なおかつ、多くの論文を精査してエビデンスのある療法を、患者さんにも提供することが可能になりました。

私たちのアンチエイジング医療は、老化にともなう疾患の予防と治療を目指しています。私自身が120歳まで若返りを実現できるかどうかは、まだ実験中です。でも、人生を120年とすれば、私はようやく半分を過ぎたところ。不可能なことなど何もありません。120歳まで医師を続けることを目指し、これからも多くの方々に効果的な医療を提供していきたいと考えています。

ぜひ、みなさんも「アンチエイジング3本の矢」を日々の生活にとり入れてみてください。それが、人生120年を元気に、明るく、楽しく生きていくための秘訣そのものになるはずです。

2024年8月

聚楽内科クリニック院長　武本　重毅

老化は「治る」
健康寿命を延ばす実践的アンチエイジング論

2024年11月5日　初版発行

著者　武本重毅

武本重毅（たけもと・しげき）
聚楽内科クリニック院長。1960年生まれ。熊本大学医学部を卒業し、熊本大学第二内科に入局。熊本大学大学院医学研究科（脳・免疫統合科学系独立専攻免疫病態学講座）博士課程修了後、1996年から1999年まで、アメリカの国立衛生研究所の国立癌研究所にて客員研究員としてウイルス発がん・腫瘍免疫を学ぶ。帰国後、高知大学医学部附属病院第三内科学内講師、2005年より国立病院機構熊本医療センター統括診療部血液内科医長等を歴任し、2011年熊本大学大学院医学教育部臨床国際協力学分野客員准教授に。2017年4月より現職。新型コロナウイルスパンデミックを機に、「老化を治し、若返っていく」治療に取り組み、アンチエイジングの考えを毎日の治療に取り入れた「アンチエイジング3本の矢」を実施している。

発行者　佐藤俊彦
発行所　株式会社ワニ・プラス
〒150-8482
東京都渋谷区恵比寿4-4-9 えびす大黒ビル7F
発売元　株式会社ワニブックス
〒150-8482
東京都渋谷区恵比寿4-4-9 えびす大黒ビル
装丁　橘田浩志（アティック）
柏原宗績
編集協力　江尻幸絵
DTP　株式会社ビュロー平林
印刷・製本所　大日本印刷株式会社

ISBN 978-4-8470-6221-6
ワニブックスHP　https://www.wani.co.jp